国医养

传世老偏方

舌尖上的健康

张银柱◎编著

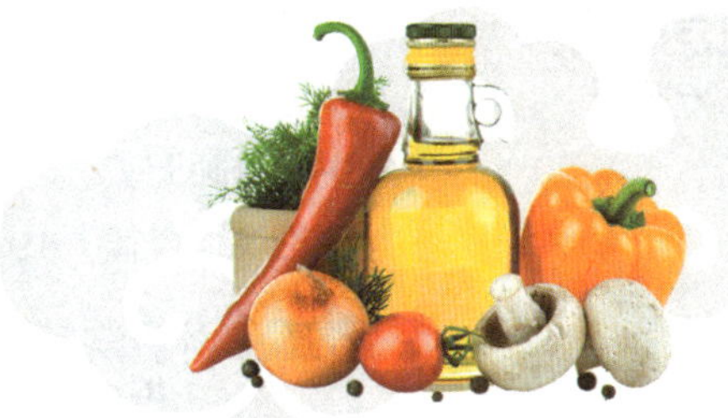

山西出版传媒集团
山西科学技术出版社

目录
contents

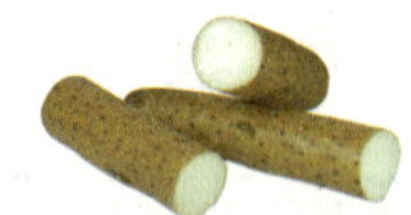

Part 04 骨科疾病食疗方，强壮筋骨没商量

Part 05 男性疾病食疗方，男性健康零风险

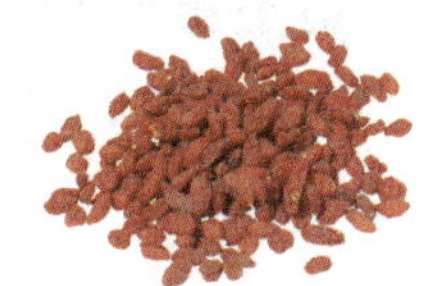

Part 06 女性疾病食疗方，让女人安心

Part 07 宝宝疾病食疗方，父母是孩子最好的医生

特别提示：本书推荐的食疗、药疗方，请酌情在医师指导下选用。

五官疾病食疗方，让你笑面健康

白发 BaiFa

首乌煮鸡蛋，白发变黑发

首乌100克，鲜鸡蛋2个，加水适量，蛋熟后去皮再煮半个小时，加红糖少许再煮片刻。吃蛋喝汤，每3天1次，一般服2～3个月可见效。

何首乌加生地，可治青少年花白头

何首乌12克，生地25克。每次先将这两种药材用白酒涮一下，再放入茶杯内，用开水冲泡，每天当茶饮，连续服用，水没颜色后就换新药。坚持服用半年，头发会渐渐变黑，脸色也会变得红润。一年后，满头黑发，光亮。再坚持一段时间无反复即可停服。

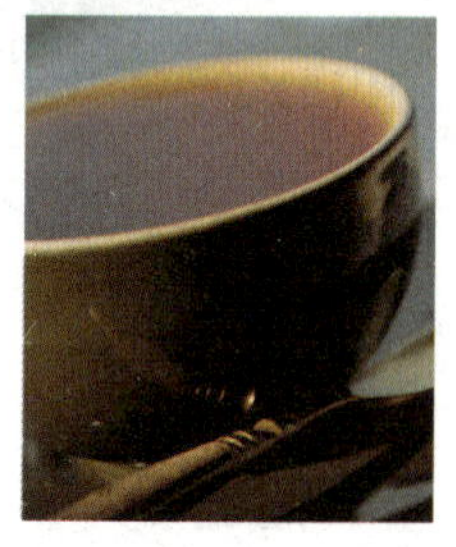

何首乌黑芝麻同煮，可以治疗少白头

何首乌、黑芝麻各200克研细煮沸，用红糖送服，每日3次，4天服完，在第五天上午将头上白发剃去刮净，使黑发重生。经用一段时间后，会长出黑发。

牙痛 YaTong

鸭蛋牡蛎粥，治疗牙痛

咸鸭蛋2个，干牡蛎肉100克，大米适量。将鸭蛋打碎，三者同煲粥，连吃2～3天。鸭蛋味甘、性凉，具有滋阴清肺的作用，适用于病后体虚、燥热咳嗽、咽干喉痛等病患者食用。本方主治牙痛、牙龈红肿的虚火牙痛。

牙咬腌茄子，不怕牙痛

茄子200克，盐适量。将茄子切成3～4厘米长的条，加入适量盐，腌渍2小时即可。牙痛时用牙齿直接咬住茄条，疼痛缓解后吐掉。

水煎露蜂房，迅速解决牙痛

露蜂房3克。将露蜂房和半碗清水一起放入砂锅中煎汁，待汁液煎至原来的一半时关火即可。将煎好的汁液含在嘴里一会儿，然后吞下。露蜂房具有消肿去痛的功效，可以起到缓解牙痛的作用。

西洋参饮，赶走牙痛

西洋参5克。将西洋参研细末，用纱布包好，然后放入茶壶中，用沸水冲泡即可。可像喝茶一样饮用。西洋参性凉、味甘，除有补气养阴的功效外，还能清火生津，对津液不足、口渴舌燥具有相当的疗效。本方适用于阴虚发热、虚火等引起的牙痛。

▲西洋参

口腔溃疡 KouQiangKuiYang

苦瓜补维C，清热解毒治溃疡

取鲜苦瓜160克（干品80克）。苦瓜沸水冲泡，代茶饮。1日1剂。一般连用3～5日可显效。苦瓜是瓜类蔬菜中含维生素C最高的一种，有增进食欲、明目、助消化、清热解毒等功效。本方治疗口腔溃疡有明显疗效。

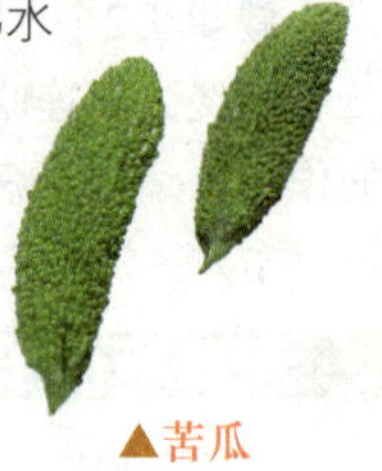

▲苦瓜

萝卜加藕汁，治疗口腔溃疡

萝卜5个，鲜藕500克。所有材料洗净，共捣烂取汁，以汁漱口，每日数次，连用有效。萝卜可散瘀血、消积滞、除热毒。本方主治口舌生疮、口腔溃烂有灼痛、口臭等。

吃点木耳、银耳，防治口腔溃疡

取银耳、黑木耳、山楂各10克。所有材料用水煎，喝汤吃木耳，每日1～2次。黑木耳具有清肺、润肺、益气补血等功效，可增强人体免疫力、防癌抗癌。银耳富有天然植物性胶质，加上它的滋阴作用，长期服用可以润肤。本方可有效防治口腔溃疡。

野菊花治疗口腔溃疡

野菊花、野蔷薇、金银花各20克，生甘草6克。所有材料加水煎煮成药汁150毫升左右，储存备用。消毒棉签蘸此液轻轻擦拭口腔溃破处，也可将药水含在口中，5～6分钟后再吐去，每天数次。野菊花可广泛用于治疗疔疮痈肿、咽喉肿痛、风火赤眼、头痛眩晕等病症。野蔷薇花为芳香理气药，可用于治疗胃痛、胃溃疡。

喝点西瓜汁，治好口舌生疮

西瓜适量。取西瓜瓤榨汁，瓜汁含于口中，徐徐咽下，一天数次。西瓜清热解毒，可治疗口舌生疮，对高血压也有一定疗效。

荸荠豆浆，治疗口舌生疮

豆浆1000克，荸荠、白糖各60克。先将荸荠去皮，压取汁与豆浆混合，加入白糖，煮沸即成，趁热温服，分2次服用，7日为1疗程、本方清热解毒、生津润燥，用于暑热烦渴、口舌生疮等症。

蜂蜜治口疮

蜂蜜适量。将口腔洗漱干净，再用消毒棉签将蜂蜜涂于溃疡面上，15分钟后连口水一起咽下，一天可重复涂擦数遍。蜂蜜可清热解毒，促进组织再生，对工作劳累、熬夜之后火气上升所致口腔溃疡有奇效。

多喝白萝卜汁，促进口疮愈合

白萝卜1个，白糖适量。萝卜洗净，切碎，捣取汁，加白糖调味，频频含漱或饮用。本方清热止渴、消食宽中，有促进口疮愈合的作用。

葫芦汤可辅助治疗口疮

葫芦500克，冰糖适量。葫芦洗净，连皮切块，加水适量煲汤，用冰糖调味。饮汤，吃瓜。本方具有清热利尿、除烦止渴的功效。对口疮有良好的辅助治疗作用。

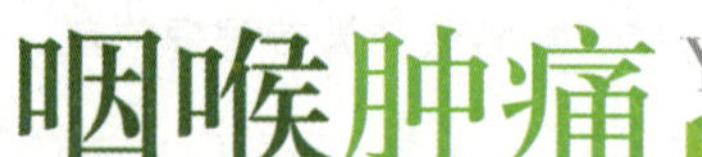

咽喉肿痛 YanHouZhongTong

鸡蛋白糖，有效缓解咽喉肿痛

鸡蛋2个，冰糖15克，香油1小匙。将鸡蛋打破，浇上香油，一同打散，沸水冲，盖上盖片刻，最后加入冰糖即可。空腹服食，一次食尽。鲜鸡蛋可清咽润喉、止渴。本方适用于咽喉疼痛、口渴者。

生地玄参连翘汤，治疗咽喉肿痛

生地、玄参各12克，连翘10克。所有材料用水煎，每日2次，每日1剂。生地可凉血解毒、养阴生津，适用于咽喉肿痛、口干咽燥者。

薄荷桔梗生甘草僵蚕煎剂，可治咽喉肿痛

薄荷9克，桔梗6克，生甘草3克，僵蚕5克。所有材料水煎，每日2次，每天1剂。薄荷有极强的杀菌抗菌作用，常喝能预防病毒性感冒、口腔疾病，使口气清新。本方主治风热壅盛、咽喉肿痛。

银耳木耳，缓解咽喉肿痛

银耳、黑木耳各适量。将银耳和黑木耳洗净，泡发，将冰糖和泡好的木耳一同放入碗中，加入300毫升凉开水，盖上碗，放在蒸锅里，蒸约1小时，即可食用。此汤有滋阴润肺、止咳、养胃的功效，可缓解咽喉肿痛。

金银花桔梗煎剂，治疗咽喉肿痛

金银花15克，桔梗、射干各9克，甘草6克。所有材料水

煎，每日2次，每天1剂。金银花味甘、性寒，可清热解毒利咽、疏散风热。本方可治咽喉肿痛。

牛蒡子茶，可治咽喉疼痛

牛蒡子200克。先拣去牛蒡子中的杂质，置炒锅内，小火炒至微鼓起，外呈黄色，略带香。取出，凉凉，研成细末，开水冲泡，当茶饮用。本方具有散风消肿的功效，主治咽喉疼痛，声音嘶哑等。

生地麦冬汤，治好口干

生地黄60克，麦冬30克，桔梗10克。所有材料用水煎，每日2次，每天1剂。麦冬可清热养肺胃之阴。本方主治阴虚咽喉肿痛，症见口干便秘、虚热盗汗等。

胖大海饮，可治咽喉干燥

胖大海3个，蜂蜜15克。将胖大海洗净，放入茶杯中，加入蜂蜜，以开水冲之，加盖，3～4分钟后，开盖，用勺拌匀即成。本方主治肺热所引起的慢性咽炎，症见咽喉干燥、疼痛，有明显异物感。

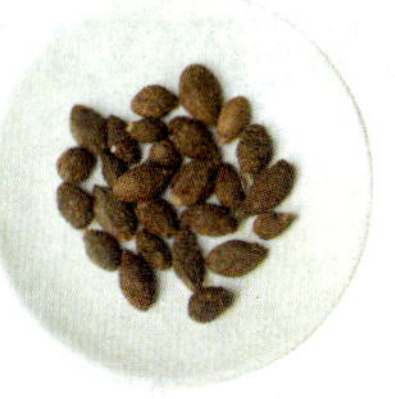
▲胖大海

罗汉果速溶饮，可治急性咽炎

罗汉果250克，白糖100克。罗汉果洗净，打碎，加水适量，煎煮。每30分钟取煎液1次，加水再煎，共煎3次，最后去渣，合并煎液，再继续以小火煎煮浓缩到稍稠将要干锅时，停火。待冷却后，拌入白糖把药液吸净，混匀，晒干，压碎，装瓶备用。每次10克，以沸水冲化饮用，次数不限。本方具有疏风清热的功效，常用于治疗急性咽炎。

扁桃体炎 BianTaoTiYan

蜂蜜调穿心莲，治好扁桃体炎

穿心莲、蜂蜜各适量。穿心莲研末，每次取6克，温开水冲服，服用时调入蜂蜜，每日2次。穿心莲可清热解毒、凉血消肿。本方可治急性菌痢、胃肠炎、扁桃体炎、口腔炎。

金银花煎水喝，轻松治好扁桃体炎

金银花30克，山豆根15克，甘草6克，硼砂1.5克。前三味药煎煮，冲服硼砂，每日2次，每天1剂。金银花既能宣散风热，还善清解血毒。本方适用于各种热病，治疗扁桃体炎。

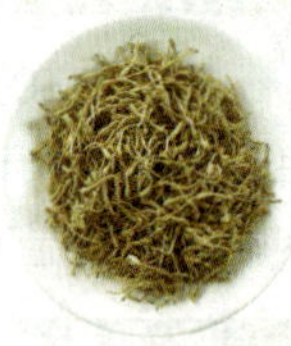

▲金银花

蒲公英橄榄粥，扁桃体炎不再难缠

蒲公英15克，萝卜100克，橄榄、粳米各50克。将蒲公英、橄榄、萝卜共捣碎，用纱布包好，加水适量，水煎20分钟，去渣后与淘洗干净的粳米一同煮粥。顿服，每日2次。本品具有清热解毒，消肿止痛的功效。本方对扁桃体炎有较好地疗效。

一枝黄花，治疗扁桃体炎

一枝黄花9～30克。水煎内服，每日1剂。治疗扁桃体炎、咽喉肿痛。

胖大海甘草茶饮，治疗急性扁桃体炎

胖大海4颗，甘草3克，冰糖适量。将胖大海、甘草洗净放入碗内，冲入沸水，加盖闷半小时左右，加入冰糖适量调味，慢慢饮用。隔4小时再泡1次，每天2次。本方对急性扁桃体炎疗效明显。

枸杞炖猪肉，治疗急性扁桃体炎

枸杞子30克，猪肉500克。将枸杞子与猪肉加入调料炖汤，佐餐食用。本方具有滋阴降火、清利咽喉的功效。适用于慢性扁桃体炎，属肾阴虚损型，咽喉不适，微痛，喉核及喉核前后潮红，喉核上或有黄白色脓点，头晕眼花，腰膝酸软，虚烦失眠。

百合桑叶羹，可治疗慢性扁桃体炎

百合20克，桑叶9克。百合去衣，加桑叶所煎出的汁，合煮为羹，每日食1小碗。本品具有养阴清肺、生津润燥的功效。主治慢性扁桃体炎，属肺阴亏虚型，咽部不适、微痛、微痒，喉核肥大、潮红、连及周围，喉核上或有黄白色脓点。

百合炖香蕉，治好慢性扁桃体炎

百合15克，香蕉（去皮）2根，冰糖适量。百合、香蕉、冰糖加水同炖，服食。本方具有养阴清肺，生津润燥的作用。主治慢性扁桃体炎，属肺阴亏虚型，咽部不适、微痛、微痒，干咳无痰或痰少而黏。哽哽不利，喉核肥大，或有黄白色脓点。午后颧红，手足心热，讲话乏力。

多喝五汁饮，治好慢性扁桃体炎

雪梨、甘蔗、荸荠、藕、新鲜芦根各100克。将五种材料榨汁混合，每日饮用，10天为1疗程。本方具有滋阴降火、清利咽喉的功效。主治慢性扁桃体炎，属肾阴虚损型，咽喉不适、微痛、哽哽不利，口干不喜多饮，喉核及喉核前后潮红，头晕眼花，耳鸣、耳聋，腰膝酸软，虚烦失眠。

内科疾病食疗方，小病一扫光

头痛 TouTong

韭菜根治头痛

鲜韭菜根（地下部分）150克，白糖50克。将韭菜根放砂锅小火熬煮，水宜多放，汁要少剩（约盛一玻璃杯），出汁前5分钟将白糖放入锅内。每晚睡觉前半小时温服，每天一次，次日另换新韭菜根，连服3～5次。可治失眠引起的头痛、慢性头痛。

猪苦胆绿豆治头痛、昏迷

由高血压引发的头痛，可用新鲜的猪苦胆2个，每个装绿豆25克，焙干（用瓦片在火上焙干或微波炉烤干均可），研成细末，早晚温开水冲服，每次10克。3日为一疗程，一般2～3疗程即可。如由高血压引起昏迷的病人，可加菖蒲、天麻各15克，葛根25克，郁金12克，白芍20克，水煎服，每日两次。较重患者每日加服安宫牛黄一丸。

远志红枣治神经性头痛

远志3两，分成10份，每天煎1份，每份需加红枣7颗，像煎中药一样早晚煎服，晚上服药时把7颗红枣吃掉。此方可治神经性头痛。本方还适用于阴虚发热、虚火等引起的牙痛。

失眠 ShiMian

红果核大枣治疗失眠

红果核洗净晾干，捣成碎末（可求助中药店），每剂40克，加撕碎的大枣7颗，放少许白糖，加水400毫升，用砂锅温水煎20分钟，倒出的汤汁可分3份服用。每晚睡觉前半小时温服，效果好，无副作用。

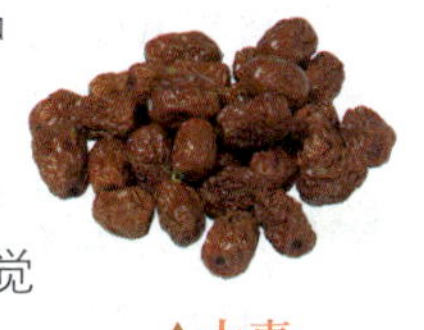

▲大枣

香醋蛋羹加羊心治疗失眠

羊心1颗，玫瑰花10克。羊心先用不锈钢锅煮至八成熟，再加入玫瑰花（中药店有售），与羊心一同煮熟为止，将羊心捞出后，切成片放在香醋鸡蛋羹上，蒜泥要少些，一小瓣蒜足矣，撒上少许盐，共同食用，并可在食后趁热喝少许的玫瑰羊心汤，效果更佳。此方养心安神，对失眠及睡眠不实做噩梦者效果皆佳。

注意：此方一定要在晚上临睡前服用，可随时经常服用；蒸蛋羹不要用微波炉；服用此方期间禁止吸烟。

莲子薏仁粥，可治心悸失眠

莲子50克，薏米30克，冰糖、桂花各少许。将薏米淘洗干净，莲子去皮去心，冰糖捶成碎屑。先将薏米放入锅中，加适量水，大火烧沸。再用小火熬至半熟，加莲子、冰糖、桂花，继续煮熟即成。本品具有健脾祛湿、清热益心的功效。适用于食欲不振、心悸失眠者。

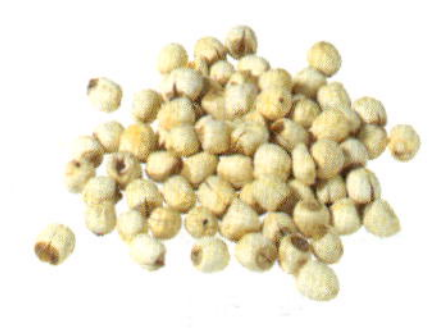

▲莲子

咳嗽 KeSou

冬瓜皮熬汤，清热止咳

霜冬瓜皮15克。霜冬瓜皮和蜂蜜用适量的水煎服。冬瓜皮可益气补中、清热解毒。本方主治长期咳嗽。

萝卜润肺止咳有奇效

白萝卜1根，猪肺1个，杏仁15克。白萝卜洗净，切条，与处理好的猪肺、杏仁加水共煮1小时，吃肉饮汤。萝卜可清热化痰、止咳平喘。本方治久咳不止、痰多气促。

鱼腥草冲鸡蛋，迅速止咳

鱼腥草30克，鸡蛋1个。将鱼腥草水煎取汁，用沸腾的药汁冲鸡蛋1个，1次服下，每日1次。鱼腥草有清热、养阴、解毒之功效。本方可以治疗胸痛和肺热咳嗽。

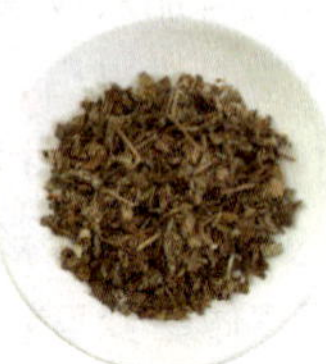

▲鱼腥草

喝点梨汁，止咳化痰

梨汁、姜汁、白萝卜汁、蜂蜜各适量。将梨、姜、萝卜汁煎煮后，小火熬膏，加蜂蜜调匀，早晚服用。梨汁可润肺清热、滋润咽喉。本方适用于肺燥咳嗽。

川贝炖雪梨，既可润肺又能止咳

雪梨1个，川贝末6克。雪梨洗净，切开，去核后放川贝末6克，然后再并拢，用牙签固定，碗中放适量水加冰糖20克，隔水炖煮30分钟，吃梨喝汤，每天1次，连服3～5天。亦可川贝母12克，打碎；梨1个，去片；冰糖20克，蒸熟后食用。雪梨具有生津润燥、清热化痰之功效，适用于肺阴虚者。本方有润肺止咳之功效。

贝母冰糖汁，清肺热，治咳嗽

川贝母5克，冰糖20克。川贝母研末，同冰糖20克放碗内，加水150毫升，隔水炖煮20分钟，早、晚各1次，连服3～5次。川贝母味苦、甘，性微寒。本方清热润肺、化痰止咳，用于肺热咳嗽、干咳少痰、阴虚劳嗽、咳痰带血，尤其适用于治疗久咳。

百部熬水喝，专治肺虚、肾虚咳嗽

百部20克。百部加适量水，煎2次，合并药液约60毫升，每次饮20毫升，每日服3次。服用时可加少许白糖或蜂蜜。百部治久嗽不已、咳吐痰涎、亡津液、渐成肺痿、下午发热。本方对肺虚、肾虚咳嗽均有效。

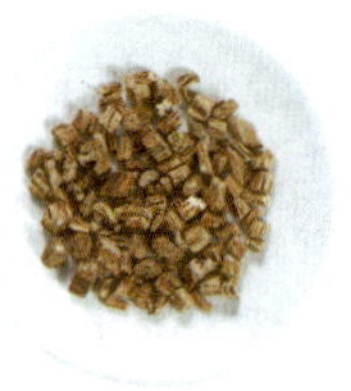
▲百部

苏叶杏仁熬粥，止咳化痰

苏叶9克，杏仁12克，生姜2片，红枣7颗，大米50克。将杏仁、苏叶水煎去渣，加入大米、红枣共同煮粥。粥将成时加入生姜末、冰糖少许。分顿服用。本品具有疏风宣肺、止咳化痰的功效，主治风寒咳嗽。

荸荠海蜇汤，清肺化痰治咳嗽

海蜇30克，鲜荸荠15克。将海蜇用温水浸泡洗净，切碎备用。将荸荠洗净去皮。把海蜇与荸荠一起放入砂锅中，加适量水，文火煮1小时即成。分次服用。本方具有清肺化痰的功效，主治阴虚咳嗽。

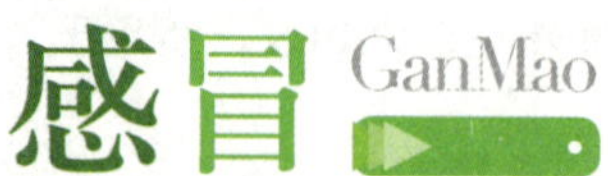

感冒 GanMao

葱姜煮茶，驱走寒气

葱白5根，姜3片，淡豆豉20克。所有材料放入砂锅中，加水1碗，煎5分钟，趁热喝，服后盖被可助发汗。葱白主治感冒风寒、阴寒腹痛。本方可解表散寒，治疗感冒无汗恶寒者。

一片生姜，驱散寒气

生姜片15克，红糖20克，葱白适量。葱白切成3厘米长的段与生姜片一起，加水50毫升煮沸3～5分钟，加入红糖即可。趁热一次服下，盖被至微汗。生姜片可发汗解表、和中散寒。本方经常用于治疗风寒感冒、发热头痛、身痛无汗等。

▲生姜

葱白煮粥，治疗风寒感冒

大米50克，葱白、白糖各适量。先煮大米，大米熟时放入葱白段、白糖即可。每日1次。热服，取微汗。本方可解表散寒，适用于风寒感冒。

桑叶泡菊花，治好风寒感冒

桑叶、菊花各5克，薄荷3克，苦竹叶、白茅根各30克。所有材料洗净，同放入茶壶内，用沸水泡10分钟即可。代茶随时饮用。桑叶味甘、性寒。本方疏散风热，可辛凉解表，适用于风热感冒。

紫苏叶姜糖饮，治好感冒

紫苏叶15克，生姜5片。生姜、紫苏叶以沸水冲泡10分钟，加红糖少许即可。每日2次，趁热服食。紫苏叶味辛、性温。本方可发汗解表，适用于风寒感冒，对有恶心、呕吐等症的胃肠型感冒更为适宜。

薄荷粥，可治风热感冒

薄荷（鲜品）30克，大米10克。薄荷加水稍煎取汁，去渣后约留汁150毫升。大米加水300毫升，煮成稀粥。加入薄荷汁75毫升，再稍煮热，加入冰糖少许，调化即可食用。每日早晚食用2次，温热食佳。薄荷粥性凉，脾胃虚寒者少食；因含挥发油，故不宜久煮；可发汗，故表虚多汗者慎用；煮本粥不宜选糯米，以免滋腻。

▲薄荷

薏米小豆粥，清热利湿治感冒

薏米、红小豆各30克，大米50克。将薏米洗净晒干，碾成细粉，红小豆先煮熟，然后加上大米，放水约500毫升，煮粥，将熟时和入薏米米粉。每日早晚餐顿服。本方具有清热利湿的功效，主治暑湿型感冒。

百合红枣汤，缓解感冒症状

新鲜百合35克（或干百合17克），红枣（去核）10颗、红糖适量。将百合和红枣放入锅内，加入500毫升的清水，先用大火煮至水沸腾，再转小火继续熬煮，煮至百合熟透，再加红糖调味即可。百合鲜品含黏液质，具有润燥清热作用，中医用之治疗肺燥或肺热咳嗽等症常能奏效。因此，本方可以缓解因感冒引起的咳嗽症状。

哮喘 XiaoChuan

白果调蜂蜜，治好老哮喘

白果（银杏）20克，蜂蜜适量。白果炒熟后，去壳，取仁，加水煮熟，用蜂蜜调食。白果具有祛痰定喘的作用。本方适用于支气管哮喘、老年人气喘。

杏仁熬粥喝，化痰平喘治咳嗽

薏米30克，杏仁10克，冰糖少许。将薏米煮粥，待半熟时，加入杏仁，小火煮熟，加冰糖，早晚食用。杏仁可祛痰利湿，止咳平喘。本方适用于咳嗽痰多之喘症。

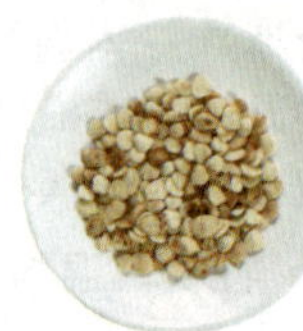

▲杏仁

柚子皮煮水，根治多年哮喘

柚子皮1个（约1000克柚子去肉），百合120克，白糖125克。所有材料加水600毫升，小火煎2小时。每日分3次服完，3个柚子为1个疗程。儿童减半。柚子皮可补脾虚、清肺热、消痰涎，适用于久嗽、痰多、哮喘、肺气肿者。

冬季熬点胡桃粥，防止哮喘复发

胡桃仁50克，大米100克。胡桃仁、大米洗净入锅，加入适量水，煮约20分钟，成粥后即可食用。胡桃仁具有益肾补脑、止咳定喘的功效。本方是冬季哮喘病常用的食疗方，经常食用可防止喘咳旧病复发。

陈醋熬冰糖，不再怕哮喘

冰糖500克，陈醋500毫升。所有材料放入锅内，以大火加热煮沸，每次服10毫升，每日2次。

慢性支气管炎 ManXingZhiQiGuanYan

猪肺煲汤，治好慢支

猪肺250克，杏仁10克，姜汁1～2汤匙。将猪肺洗净，切块，放入杏仁及清水煲汤，汤将好时冲入姜汁，加少许盐调味，饮汤食猪肺。杏仁味苦、性微温，有止咳平喘之效，适当配伍，还可用于风热、肺热、寒饮引起的哮喘。本方适用于慢性支气管炎。

百合泡茶，治疗干咳无痰

沙参、百合各15克，川贝母3克。所有药材共研粗末，冲入沸水，加盖闷30分钟，代茶饮用。每日1剂。百合可清热益肺、润燥生津。本方治燥热型急性支气管炎，症见干咳无痰，或痰中带血，鼻燥、咽干、咳甚则胸痛，大便干燥、小便黄少。

苏子煮粥喝，可治老慢支

苏子15～20克，大米100克，冰糖适量。将苏子捣烂如泥，加水煎取浓汁，去渣，入大米、冰糖，同煮为稀粥。苏子可止咳平喘、养胃润肠，适用于急慢性气管炎、咳嗽多痰、胸闷气喘、大便干结者。

熬煮黄精，可治支气管炎

黄精30克，冰糖50克。黄精放入砂锅内加适量水慢煮，直至黄精烂熟，加冰糖服用。黄精可清肺、健脾、益肾。本方治疗肺燥干咳无痰、食少口干、肾虚腰痛支气管炎。

▲黄精

心脏病 XinZangBing

蛋黄油，治疗心律不齐

熟鸡蛋3个。将煮熟的鸡蛋剥去皮，取蛋黄放入铁锅内，以小火煎熬出蛋黄油即可。每日服2次，每次1小匙，连续服用。本方可滋阴润燥养血，治疗心律不齐。

西洋参黄芪饮，可治心律不齐

西洋参10克，黄芪15克，甘草3克。所有药材泡服，代茶饮，每日1服。本方可补气养阴，治疗心律失常、气阴双亏者。

神药灵芝，治疗冠心病

灵芝1个。灵芝晒干研末，每次1～3克，每日2次。灵芝可益精气、强筋骨，治疗冠心病伴有心律失常者。

鲜椰子浆煲鹌鹑，可以补充心气

鹌鹑4只，雪蛤膏6克，椰子1个，党参15克，红枣10颗，生姜2片，盐少许。将雪蛤膏头晚浸透发开，拣去黑子及杂物，再用清水漂洗干净；椰子去壳取肉，保留椰子汁；鹌鹑宰杀洗净，去毛，去内脏；红枣去核；生姜去皮，切两片；瓦煲内加清水和椰子汁，用大火煲至水沸，放入材料煲沸腾后改用中火煲3小时，加盐调味即可。本方可扩充血容量，利水消肿。也可取鲜椰子汁饮服，对充血性心衰、水肿有益。

核桃红枣，可以治疗心衰、水肿

核桃20个，红枣20颗，蜂蜜50毫升。所有材料共捣烂，加入蜂蜜50毫升熬成膏，每次服3匙，黄酒冲服。核桃性温、味甘，无毒，有补气养血、润燥化痰、益命门、利三焦、温肺润肠的功效。本方可治虚寒喘咳、腰脚重疼、心腹疝痛等。

马兰莲子汤，防治心悸

马兰头、白茅根、莲子各15克，红枣3颗。将马兰头、白茅根择去杂质，分别用水洗净，同放入锅，加入适量水，煎煮1小时，去渣；莲子去心，同红枣一起放入药液中，再次调整水量，再煮2小时，即可食用。马兰头清热凉血，白茅根凉血止血，莲子、红枣补脾。本方可祛邪扶正并举，以达到止血清热的功效。

小小酸枣，补足心气

莲子20粒，桂圆10粒取肉，桃仁30粒，酸枣仁12克。所有材料与糖水同煮。酸枣仁味甘、酸，性平。有补肝、宁心、敛汗、生津的功效。本方用于虚烦不眠、惊悸多梦、体虚多汗，主治心脏病患者伴有心悸怔忡、神志不安、烦躁、无端忧虑或紧张等。马兰头清热凉血，白茅根凉血止血，莲子、红枣补脾。本方可祛邪扶正并举，以达到止血清热的功效。

▲桂圆

桑葚膏，治疗风湿性心脏病

干桑葚200克，白砂糖500克。将白砂糖放入砂锅内，加少许水用小火煎熬至较稠时，加入干桑葚碎末，搅匀，再继续熬至用铲挑起即成丝状而不黏手时停火，将其倒在表面涂过食用油的大搪瓷盆中，待稍冷，分割成小块，即可食用。桑葚味甘酸，性微寒，入心、肝、肾经，为滋补强壮、养心益智佳果。本方具有补血滋阴、生津止渴、润肠燥等功效，可辅助治疗风湿性心脏病肝肾阴虚者。

普通大米，可以治疗心脏病

梅花5～10克，大米50～100克。大米入锅中，加水煮粥，待粥半熟时，加入梅花和少许白砂糖同煮即可。早餐服用，每日1次，连服7天。大米能提高人体免疫功能，促进血液循环，从而减少患心脏病、高血压的机会，辅助治疗风湿性心脏病肝气郁滞者。

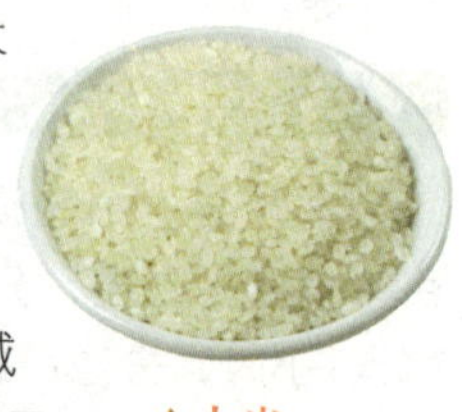
▲大米

红参可以治疗肺心病

蛤蚧、红参等量。将蛤蚧连尾涂以蜜酒，烤脆研细末，红参研末；两者混合均匀，炼蜜为丸，如豆粒大。每日2～3次，每次3克。红参是人参的熟制品，可补虚，治疗肺心病乏力体虚者。

参芪白术丸，肺心病缓解期不能少

黄芪、党参各200克，白术150克，蛤蚧5对。将所有药材共研末，炼蜜为丸，每丸重6克，早晚各服1丸。白术具有健脾益气、燥湿利水、止汗、安胎的功效。《医学启源》记载：“除湿润燥，和中益气，温中，去脾胃中湿，除胃热，强脾胃，进饮食，止渴，安胎。”本方适用于肺心病缓解期。

玉竹煎水，防治心力衰竭

玉竹25克。玉竹水煎2次，早晚服用，每日1剂。本方适用于风心病、冠心病或肺心病引起的心力衰竭。

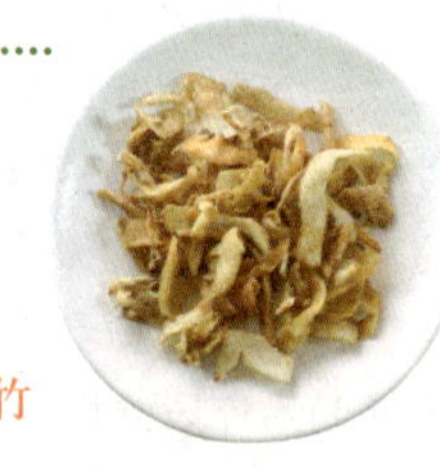
▶玉竹

胃及十二指肠溃疡 WeiJiShiErZhiChangKuiYang

海蜇糖枣膏，治疗十二指肠溃疡

海蜇450克，红枣500克，红糖250克。将海蜇、红枣先煎15分钟后，加入红糖小火熬成膏状。每次1匙，每日2次。本方清热润肠，适用于胃及十二指肠溃疡。

玫瑰花茶，可以治疗胃溃疡

干玫瑰花瓣6～10克（鲜品加倍）。干玫瑰花瓣用沸水冲泡开，代茶饮用。玫瑰花有疏肝解郁、健脾和胃的功效，可治疗肝气郁结胁痛、胃溃疡及十二指肠球部溃疡疼痛等。

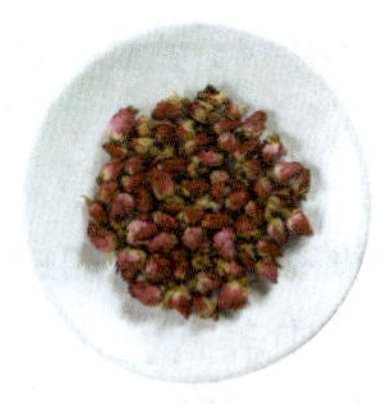

▲玫瑰花

旱莲草红枣汤，防治胃出血

鲜旱莲草50克，红枣8～10颗。将旱莲草、红枣加水煎煮半小时。滤出药液，再煎一次，两次药液混合，分次服用。红枣可滋阴补血、止血。本方适用于胃、十二指肠溃疡出血以及失血性贫血等。

▲旱莲草

服用蜂蜜，治疗胃溃疡

蜂蜜适量。空腹服用蜂蜜，早晚2次，温开水调服。坚持1个疗程有明显的疗效。蜂蜜不仅能补中益气、健胃、润肠通便，还能抑制胃酸分泌，减少胃黏膜的刺激而缓解胃部疼痛。

胃痛 WeiTong

芳香玫瑰，赶走胃痛

玫瑰花100克，白砂糖300毫克。将玫瑰花捣碎，与白砂糖混匀，置阳光下，待糖溶化后服用，日服3次，每次10克。本方可治疗胃痛、消化不良、肺结核咯血。此膏可以长期食用，具有强身健体、和脾健胃、润肤美容之功效。

好吃土豆泥治疗胃痛

土豆洗净（不去皮）250克。将土豆加水煮熟，捣烂成糊状。服时加蜂蜜少许，清晨空腹食用，连服半月。土豆可和中养胃。本方用于胃脘隐痛不适。禁食发芽的土豆，否则轻者导致泻痢，重者中毒呕吐。

乌药用水煎，治疗胃痛

百合30克，乌药9克。百合、乌药用水煎2次，混合后分上、下午服，每日1剂。乌药治气逆胸腹胀痛、宿食不消、反胃吐食、寒疝、脚气、小便频数。本方常用于治疗胃痛（萎缩性胃炎或溃疡）胃热阴虚者，症见胃脘痛、空腹时胃痛、口干欲饮等。

乌贼骨研末，治疗胃痛

乌贼骨3克，白芍、川楝子、生甘草各2克。所有材料共研细末，每次服1.5克，日服3次，空腹温开水送下。乌贼骨味咸、涩，性微温，归肝、肾经，有收敛止血、止痛之功效。持久服用本方，可使溃疡面逐渐愈合，达到治疗胃痛的目的。

消化不良 XiaoHuaBuLiang

鹌鹑山药党参汤，健脾胃

鹌鹑1只，党参25克，山药50克，盐少许。将鹌鹑处理洗净，党参洗净，切成小段，山药去皮，切成块；将鹌鹑、党参、山药加水共煮约50分钟至熟。吃肉饮汤。本方可补中益气，强筋壮骨。常用于治疗脾胃虚弱之不思饮食、消化不良等。

无花果冲茶喝，增强食欲

干无花果2个（鲜品加倍），白糖适量。将干无花果洗净，捣烂，炒至半焦，加白糖冲服，代茶饮用。本方可开胃助消化，治胃虚所致的消化不良。

藕粉糊，能够增进食欲

砂仁2克，木香1克，藕粉30克，白糖适量。将砂仁、木香研为细末，同藕粉及白糖一起放入碗内和匀，沸水冲泡，搅拌成糊状即可。每日1～2次，可当点心温热食用，连用2～3天。藕粉能增进食欲，促进消化，开胃健中，有益于胃纳不佳、食欲不振者恢复健康。本方适用于消化不良，宜趁热食用，不宜冷服，以免伤脾胃。

砂仁煮粥，促进胃消化

砂仁2～3克，大米50～75克。先把砂仁捣碎为细末，再将大米煮粥，待粥将熟时，调入砂仁末，稍煮即可。每日可供早晚餐，温热服食。砂仁可健脾胃，助消化。本方适用于食欲不振、消化不良。

慢性胃炎 ManXingWeiYan

姜韭牛奶煮，治疗慢性胃炎

韭菜250克，生姜25克，牛奶250毫升（或奶粉2汤匙，加水适量）。将韭菜、生姜切碎，捣烂，以洁净纱布绞取汁液，倒入锅内，再加牛奶煮沸。每日早晚趁热顿服。韭菜含有挥发性精油及硫化物等特殊成分，散发出一种独特的辛香气味，有助于疏理肝气、增进食欲、增强消化功能。本方适用于胃寒型胃溃疡、慢性胃炎、胃脘痛、呕吐等。

▲韭菜

生姜橘子皮，治疗胃炎不能少

生姜、橘子皮各20克。两种材料用水煎2次，药液混合，每日2或3次分服。生姜可温中健胃、燥湿行气。本方用于治疗慢性胃炎之胃痛、呕吐黏液或清水。

小小红果，健胃消食治胃炎

枳实9克，麦芽12克，山楂肉6克。所有材料用水煎2次，混合后分上、下午服，每日1剂。山楂具有消食导滞和胃的功效。本方适用于慢性胃炎饮食停滞症，胃脘胀痛、拒按，厌食欲吐，嗳腐酸臭等。

地龙治疗慢性胃炎

地龙适量。烤干研末，每次服2克，每日3～4次，饭后1小时服。本方可活血化瘀、理气止痛，治慢性胃炎瘀血阻滞症，见胃脘疼痛，痛有定处而拒按，痛如针刺或刀割，病程日久。

脂肪肝 ZhiFangGan

丹参黄豆，治疗脂肪肝

丹参100克，红花50克，黄豆1000克，蜂蜜、黄酒、冰糖各适量。将丹参、红花冷水浸泡1小时，水煎2次，加蜂蜜滤出药汁合并，备用；黄豆浸泡1小时后，入锅加水再加黄酒少许，煮熟，滤出豆汁。与药汁混合，入冰糖蒸2小时，冷却装瓶。每日2次，每次15毫升，饭后服用。丹参可活血化瘀、疏肝健脾。本方主治瘀血阻络型脂肪肝、胁肋胀痛或刺痛。

芹菜黄豆汤，可治脂肪肝

鲜芹菜100克（洗净切成小段），黄豆20克（用水泡涨）。锅内加水适量煮黄豆，黄豆煮熟后再加入芹菜段煮片刻，出锅调味，吃豆、菜，喝汤。每日1次，连服3个月。芹菜性凉，味甘、苦，能平肝火、清血热、补肝益肾，可为脂肪肝的食疗方。

山楂煮香菇，治疗血瘀型脂肪肝

山楂15克，香菇10克，大米50克，白砂糖适量。将山楂、香菇加温水浸泡，水煎去渣，取浓汁，再加水与大米煮成粥即可。食用时加白砂糖，早晚2次温热服食。山楂可健脾消食、活血化瘀、降脂，治疗血瘀型脂肪肝、胁肋胀痛。

红薯汤，缓解脂肪肝不适症状

玉竹3克，炙甘草2克，桂圆肉5克，红薯50克。红薯不要去皮，洗净，切块，用500毫升的水加其他药材一起煮沸后，再用小火炖煮2分钟。经常食用此汤，可缓解脂肪肝引起的不适症状。

肝炎 GanYan

山药杞子甲鱼汤，调养肝脏

山药、枸杞子各50克，女贞子、熟地各15克，陈皮10克，甲鱼1只。将甲鱼去头杂，切块，洗净，与诸药加水同炖至甲鱼熟后，加盐、味精调服。佐餐服食。山药有健脾、补肺、固肾、益精的功效。本方治脾虚泄泻、虚劳咳嗽，可补脾养胃、生津益肺、清热散结，适用于肝硬化、肝炎胁痛隐隐，口干、味觉减退、眼目干涩、手脚心热患者。

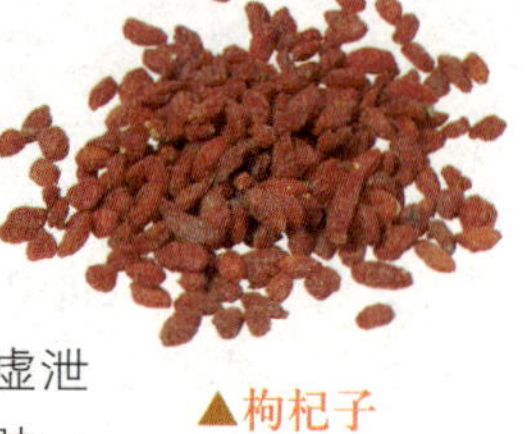

▲枸杞子

苦瓜炒猪肝，养好肝脏

猪肝250克，苦瓜50克。猪肝洗净，切片；苦瓜洗净，切成片；锅内倒油烧热，倒入猪肝和苦瓜片共炒，待快熟时加入调料即可。苦瓜中的苦瓜甙和苦味素能增进食欲、健脾开胃，所含的生物碱类物质奎宁，有利尿活血、消炎退热、清心明目的功效。本方适用于心肝火旺所致的头晕头痛、目赤肿痛、贫血等症。猪肝的胆固醇含量很高，故胆固醇高的人少食用。

灵芝甘草汤，治疗迁延性肝炎

灵芝30克，甘草50克。灵芝洗净后，和甘草一起放入1000毫升的水中，大火煮沸后，以小火煮40分钟，滤渣取汁，即可饮用，每日1次。灵芝能促进肝细胞修复，且能提高机体的抗病能力。适用于迁延性肝炎。

五味子红枣水，治疗无黄疸型肝炎

五味子9克，红枣10颗（去核），冰糖适量。五味子、红枣洗净，和冰糖一同加入沸水锅中煎煮，去渣饮用。服本方谷丙转氨酶恢复正常后，如停药过早常引起反跳现象，因此谷丙转氨酶正常后仍宜服药2～4周。五味子能利胆，降低血清转氨酶，可促进肝糖原异生，加快肝糖原分解，对肝细胞有保护作用。本方适用于无黄疸型肝炎，转氨酶升高，胸胁隐痛，纳差。

栀子仁可治黄疸型肝炎

栀子仁10克，大米50～100克。将栀子仁碾成细末，大米煮稀粥，待粥将成时，调入栀子末稍煮即可。每日2次。2～3天为1个疗程。栀子仁可清热泻火、清利湿热，适用于黄疸性肝炎、胆囊炎以及目赤肿痛、急性结膜炎等。本方不宜久服多食，平素大便泄泻的人忌用。

蒲公英可治传染性肝炎

蒲公英40～60克（鲜品60～90克），大米50～100克。取干蒲公英或鲜蒲公英（带根）洗净，切碎，煎取药汁，去渣，入大米同煮为稀粥，以稀薄为好。每日2～3次温服，3～5天为1个疗程。蒲公英可清热解毒、消肿散结。本方适用于传染性肝炎、胆囊炎等。

佛手败酱草，促进肝细胞再生

佛手20克，败酱草30克。将两味药材用水煎2次，滤出药液混合，每日3次，服时加白糖或葡萄糖。败酱草能抗病毒，促进肝细胞再生，可清热疏肝。本方主治传染性肝炎。

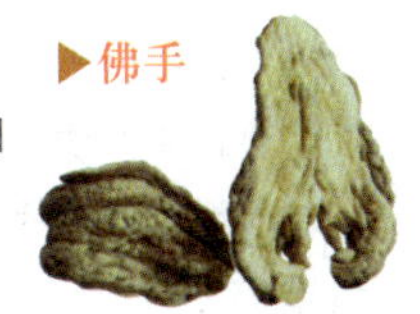
▶佛手

肾炎 ShenYan

芹菜炒虾仁，治疗肾炎

芹菜150克，虾仁60克，盐2克，植物油10毫升。将芹菜择去叶、根，洗净拍扁，切小段；虾仁洗净；起油锅，先下虾仁炒至半熟铲起，再起油锅炒芹菜至半熟，放虾仁同炒，下盐调味，炒熟即可。虾仁含有比较丰富的蛋白质和钙等营养物质。如果把它们与含有鞣酸的水果，如葡萄、石榴、山楂、柿子等同食，不仅会降低蛋白质的营养价值，而且鞣酸和钙离子结合形成不溶性结合物刺激肠胃，引起人体不适，出现呕吐、头晕、恶心和腹痛、腹泻等症状。海鲜与这些水果同吃至少应间隔2小时。

▲芹菜

猪肚乌龟汤，治疗慢性肾炎

猪肚1个，乌龟1只。将乌龟剁成小块，和洗净切块的猪肚，加水同煮烂熟，加白糖、醋少许调味。分作4～6次2天内食完。10天为1个疗程。乌龟有补肾益气、利尿消肿、消除蛋白尿的作用，可用于治疗慢性肾炎、水肿、蛋白尿等。

以肾补肾，治疗肾炎

羊肾1对，制附片6克。将羊肾对半切开，去其筋膜；制附片研末，均匀地掺和于羊肾中，蒸2小时。每日早晚空腹食用1个。半个月为1个疗程。羊肾可温肾暖脾、散寒祛湿。本方主治脾肾阳亏的慢性肾炎、四肢水肿、身寒畏冷、小便不利等症。

车前叶熬粥，治疗急性肾炎

鲜车前叶30～60克，葱白1根，大米50～100克。将车前叶洗净，切碎，同葱白煎煮，去渣取汁，对水加大米煮粥。每日2～3次。7天为1个疗程。本方可清热利尿、祛痰，适用于急性肾炎小便不利、尿血、水肿等症。患有遗精、遗尿的患者不宜食用。

白眉豆、独头蒜，抑制细菌治肾炎

白眉豆、生花生仁各50克，独头蒜（去皮）30克。所有材料洗净，一同放入锅中，煎煮，熟后分3次服用，此为一日剂量。白眉豆、花生仁能够健脾渗湿；独头蒜解毒作用很强，它含有的蒜素及大蒜辣素和其他多种化合物，对痢疾杆菌、葡萄球菌及白喉杆菌、结核杆菌、伤寒杆菌等均有抑制或杀灭作用。

绿豆冬瓜汤，治疗早期肾炎

冬瓜块500克，绿豆适量。绿豆洗净，与冬瓜块一起放入砂锅里，加清水适量，用小火煲2小时，用白砂糖调味服用。冬瓜可利小便、消水肿、解热毒。冬瓜含钠较低，是肾病病人的理想食品。慢性肾炎脾肾虚寒者宜食用。本方可用于治疗急性肾炎早期。

▲冬瓜

冬瓜赤豆汤，消除肾脏病

冬瓜500克，红小豆40克。将冬瓜、红小豆加水两碗煮沸，用小火煨20分钟即可。冬瓜性寒、味甘，可清热生津。适合肾脏虚寒、高血压、肾脏病、水肿等患者食用，有消肿而不伤正气的作用。

肾病综合征 ShenBingZongHeZheng

蒜头花生汤，消除肾病水肿

花生仁150克，大蒜100克。大蒜去衣与花生仁一起放入砂锅内，加清水适量，大火煮沸，再改用小火煲至花生仁熟软，调味食用。大蒜具有健脾、祛湿、退肿解毒的功效，适用于肾病水肿、脾虚湿盛者，对四指困重、下肢水肿、小便不利等也有显著疗效。

五味杜仲炖羊肾，强健筋骨补肾气

羊肾2个，杜仲15克，五味子6克。羊肾切开，去筋膜，切片；杜仲、五味子分别洗净；将以上材料一起放入炖盅内，加沸水适量，用小火隔水炖1小时，调味食用。杜仲具有补肝肾、强筋骨、安胎气的作用。本方能温肾涩精、强筋健骨，可治疗肝肾虚寒之肾病综合征腰脊冷痛、足膝无力、小便频数、时有头晕耳鸣。

黄芪鲤鱼汤，治疗肾病综合征

鲤鱼300克，黄芪30克，红小豆25克，砂仁10克，生姜8克。先煎药物30分钟，去渣取汁，对水将洗净的鲤鱼入锅同煮，小火炖40分钟。吃鱼喝汤，隔日1剂。鲤鱼可益气补血、健脾和胃、利水消肿、治疗肾病综合征。慢性肾衰终末期（尿毒症）的水肿勿用。严重水肿的应同时服用西药，一旦肿消或留有微肿时，则可单用本方以调理。方中黄芪在水肿明显期以生黄芪为宜，转入恢复期则用炙黄芪。

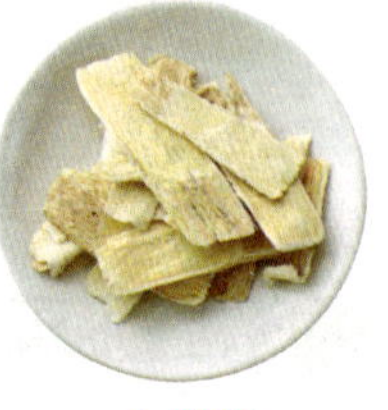

▲黄芪

胆囊炎 DanNangYan

金钱银花炖瘦肉，可以治疗胆囊炎

金钱草80克（鲜品200克），金银花60克（鲜品150克），猪瘦肉600克，黄酒20克。材料洗净后，将金钱草与金银花用纱布包好，同猪肉加水浸没，大火烧沸加黄酒，小火炖2小时，取出药包。饮汤食肉，每次1小碗，日服2次。过夜煮沸，3日内服完。金钱草可清热利胆、利尿通淋。本方可用于治疗胆囊炎。

山楂三七粥，缓解胆囊炎引起的疼痛

山楂10克，三七3克，大米50克，蜂蜜适量。三七研细末，先取山楂、大米煮粥，待沸时调入三七、蜂蜜，煮至粥熟服食，每日1剂。早餐服食山楂可活血化瘀、理气止痛，有助于解除局部瘀血状态。本方具有扩张血管、降低血压及利尿和镇静神经的作用。

丹参三七汤，治疗慢性胆囊炎

丹参30克，红枣10克，三七25克。将丹参用布包，红枣去核，三七去皮，洗净，加水同炖至熟后，去药包，以盐、味精调味，喝汤吃红枣，每日1剂。丹参可清热凉血、疏肝利胆。本方适用于慢性胆囊炎肝区疼痛、大便燥结者。

核桃仁饮，可治胆囊炎

核桃仁、冰糖、香油各120克。先将核桃仁用香油炸酥，和冰糖混合研为末，开水冲服。成人每日分2次服完，小儿可分4次服用。连续服用可理气导滞、化瘀通络。

膀胱炎 PangGuangYan

车前草猪膀胱煎汤，治好膀胱炎

鲜车前草60～100克（干品用20～30克），猪膀胱200克。上述材料同煮汤，加少许盐调味食用。车前草有清热利湿、利尿通淋的功效。本方适用于尿道炎、膀胱炎、咽结膜炎、妇女湿热白带或黄带等症。

车前草煮汤，治疗膀胱炎

车前草30克，萹蓄60克，金银花15克，甘草3克。所有药材洗净后，一同放入锅中，水煎2次，混合药液，分2次服，每日1剂。车前草味甘、性寒，能利尿、清热、明目、祛痰，适用于小便不通、淋浊、水肿、热痢泄泻。本方可治膀胱炎。

鲜杨桃煎水，可治膀胱炎

鲜杨桃5个，蜂蜜适量。将杨桃切成块，加水煎煮10分钟，放温后冲入蜂蜜适量饮用。杨桃能清热、解毒、利尿。本方可治疗膀胱结石及膀胱炎。

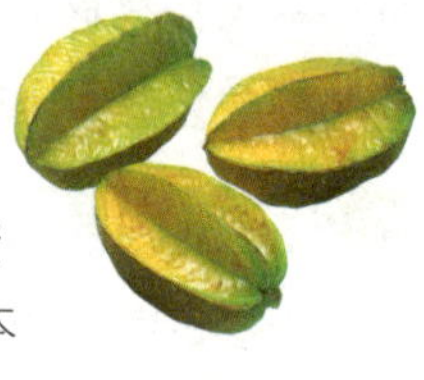

▲杨桃

金针炒丝瓜，主治膀胱炎

金针50克，丝瓜250克，料酒1/2汤匙，蒜茸、姜末少许。金针加料酒拌匀后用油盐炒熟备用；丝瓜下油锅炒透，加金针炒匀，调入味料，用湿生粉打芡，炒匀上碟。佐餐食用。本方具有清热利尿，消炎通淋的功效。主治膀胱炎、小便短数、尿道灼痛、尿黄、小腹胀痛。

粟米心、须炖排骨，治疗膀胱炎

粟米心、粟米须各50克，葫芦瓜1个，陈皮5克，排骨600克。上几味共放入砂锅中，加入适量水，待水烧开后，加调料，改用中火继续炖2小时，即可饮用。排骨可佐餐食用。本方具有清热去湿、利气通淋的功效。主治膀胱炎，属气淋型，小便艰涩不畅、小腹胀满不舒。

玉米须泡茶喝，治疗慢性膀胱炎

玉米须60克。玉米须洗净，用沸水冲沏，跟平日喝茶一样饮用。

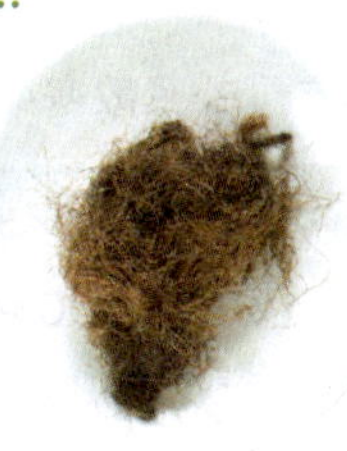
▲玉米须

玉米煮粥，利尿排毒

玉米楂50克，盐少许。玉米楂加适量水煮成粥后，加盐少许即可。空腹食用。本方具有健脾利湿、利尿的作用，可治疗膀胱炎。

金银花、蒲公英，消肿利尿

金银花、蒲公英各10克。两味药材洗净后，放入锅中，加水煎煮2次，药液混合，早晚分服，每日1剂。金银花、蒲公英具有清热解毒、消肿散结、利尿的作用。本方可治疗膀胱炎。

冬瓜膏，可辅助治疗膀胱炎

把冬瓜去皮，用榨汁机打碎，放入锅中加冰糖用小火熬，直到熬成黏稠状，放入冰箱冷藏室，冷却。服用时，用绿茶冲泡，早晚各1次。

尿失禁 NiaoShiJin

盐炒补骨脂小茴香，治疗尿失禁

盐炒补骨脂、盐炒小茴香等份。两种材料分别研细末，混合，用酒调糊为丸，如梧桐子大，每次服30～50粒。饭前温酒或盐水送服。补骨脂味辛、性苦。《本草纲目》记载补骨脂治肾泄、通命门、暖丹田、敛精神。补骨脂可温肾助阳、纳气、止泻，适用于肾虚作喘、腰膝冷痛、五更泄泻。本方可补肾散寒缩尿，治疗尿失禁、小便无度。

盐水送服菟丝子丸，治疗小便频繁

菟丝子150克，白茯苓90克，石莲子（去壳）60克。所有药材研末，白酒适量，同药末调糊为丸，如梧桐子大，每次服30粒，饭前盐水送服。菟丝子性温、味甘，可滋补肝肾、固精缩尿、止泻。本方适用于阳痿遗精、尿有余沥、遗尿尿频、腰膝酸软者，主治脾肾阳虚、小便频数，余淋不尽。

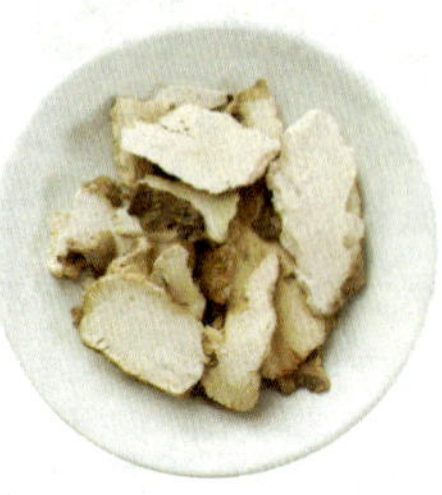

▲白茯苓

益智仁丸可治小便不禁

巴戟天（酒浸泡煮熟，晒干）、益智仁（酒浸泡煮透，晒干）、桑螵蛸、菟丝子各等份。所有药材共研末，久煮调糊为丸，如梧桐子大，每次服20粒，饭前用盐水送服。巴戟天味辛、甘，性温。适用于肾虚阳痿、女性宫冷不孕、小便频数等，有促肾上腺皮质激素样的作用。本方可治疗肾虚小便不禁。

便秘 BianMi

香蕉蘸着芝麻吃，可以治疗便秘

香蕉500克，黑芝麻25克。用香蕉蘸炒半生的黑芝麻嚼吃。每天分3次吃完。香蕉味甘、性寒，性寒能清肠热，味甘能润肠通便，可治疗热病烦渴、老年便秘。患有高血压的人可经常吃。

蜂蜜冲水喝，解决习惯性便秘

蜂蜜适量。每次2汤匙蜂蜜，温开水冲服，每日早晨空腹时食用。蜂蜜可使胃酸分泌正常，有增强肠蠕动的作用，可显著缩短排便时间。蜂蜜对结肠炎、习惯性便秘有良好功效，且无任何副作用。习惯性便秘者应常食用蜂蜜，同时注意多吃绿叶蔬菜。

牛奶煮葱白，治疗习惯性便秘

牛奶250毫升，蜂蜜、葱白各100克。先将葱白捣烂取汁。牛奶煮熟，开锅下葱汁即可，服用时调入蜂蜜，每早空腹服用。葱白能宣通上下阳气、发汗解表。本方可补虚通便，利大小便。适用于阳虚便秘及老年人习惯性便秘。

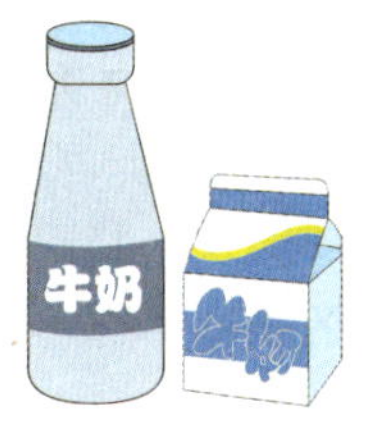

猪心柏子汤，润肠排便

猪心1个，柏子仁15克。将柏子仁塞入猪心内，清水炖熟。3天1次，吃猪心喝汤。柏子仁可养心安神、补血润肠。本方主治阴虚血少、年老体弱和产后血虚引起的肠燥便秘。

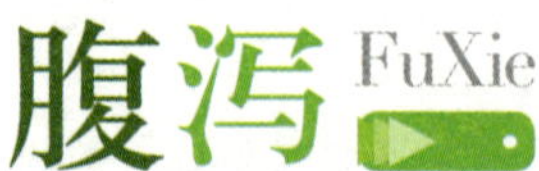

腹泻 FuXie

莲子糯米粥，治疗腹泻

莲子（去心）20克，山药25克，鸡内金15克，糯米50克调味。所有材料加水同煮30分钟做粥，熟后加白糖调味食用。本方可有效补充人体的养分，增强机体的抗病能力。

猪肾熬汤，治疗腹泻不愈

猪腰（猪肾）2个，骨碎补20克。将猪腰剔除白筋膜，切片，与骨碎补加水共煮至熟，将骨碎补捞出，下调味品调味。饮汤食猪腰。隔日服用1次，约10次见效。猪肾可补肾强身止泻。本方主治老年人肾虚不固、功能紊乱而引起的身体虚弱、腰酸背痛、时常腹泻且经久不愈。

山药与山楂同煮，辅助治疗腹泻

山药片30克，鸡内金10克，山楂15克，玉米150克，红枣5颗，白糖50克。先将山药片、鸡内金分别研为细末，混合均匀，山楂洗净切薄片；将山楂片、山药粉、鸡内金粉与玉米、红枣一同放入锅中，加入适量的水，煮至黏稠时调入白糖即食。鸡内金可消积滞、健脾胃，主治食积胀满、呕吐反胃、泄泻。此粥对于脾虚所致的腹泻有很好的辅助治疗效果。

陈皮煎水，可治伤食腹泻

炒山楂、炒麦芽、陈皮各15克。所有材料用水煎2次，混合后分上、下午服，每日1剂。山楂、陈皮可消食导滞。本方主治伤食腹泻，症见腹痛肠鸣，腹痛即泻，粪便臭如败卵，泻后痛减。

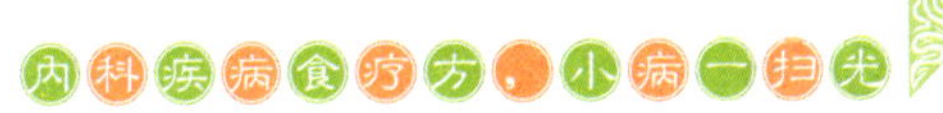

低血压 DiXueYa

芪麻鸡汤益气补虚

嫩母鸡1只，黄芪30克，天麻13克，葱、姜各8克，盐15克，黄酒10克，陈皮12克。将母鸡去内脏，入沸水中焯去浮沫，冲洗；将黄芪、天麻装入鸡腔内，放于砂锅中，入葱、姜、盐、酒及陈皮，加水适量，小火炖至鸡烂熟，放胡椒粉少许即可食用。本方可补益肺脾，主治低血压引起的食欲不振、头晕目眩、眼冒金花、久立卧突然起身时出现眼前发黑，并伴有心悸、面色苍白等。

荔枝红枣汤，补足精气

荔枝干、大枣各7颗。将荔枝干与大枣水煎2次，混合药液，分2次服，每日1剂。荔枝具有通神益智、填精充液、辟臭止痛等多种功效。本方可补虚理气，适用于低血压患者。

人参枳壳，治疗低血压头晕

人参10克，枳壳5克。将人参与枳壳用水煎2次，混合药液，早晚服用，每日1剂。人参能够补气升阳、健脾理气，可治疗低血压头晕、腹胀纳差者。

当归熬汤，补血养血

鱼鳔、当归各10克，红枣10颗。将以上三味水煎。每日2次，早晚分服。可长期服用。当归能够补血养血，适用于再生障碍性贫血所导致的头晕，以及血压偏低者。

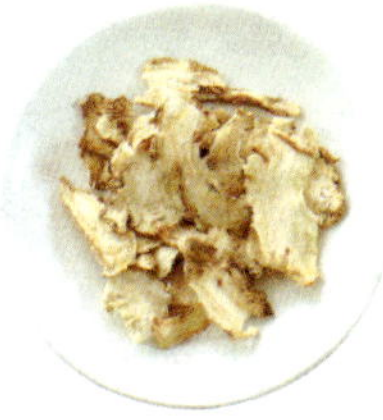

▶当归

高血压 GaoXueYa

芹菜榨汁喝，血压高不了

鲜芹菜250克，蜂蜜适量。将鲜芹菜洗净，切碎，放入榨汁机中榨汁。每次服50毫升，加适量蜂蜜调服，每日2次。本方有清热平肝的作用，主治肝阳上亢型高血压，症见头痛眩晕、颜面潮红、烦躁易怒等。

芹菜熬汤喝，血压降下来

鲜芹菜根10个，红枣10颗。将芹菜根洗净，捣烂，与红枣同煮30分钟，每次服用50毫升，15～20天为1个疗程。本方有清热平肝降压的作用，主治高血压伴头晕头痛、面红目赤等症。

芹菜煮粥，血压不会升高

新鲜芹菜60克，大米50～100克。将芹菜洗净，切碎，与大米入砂锅内，加水600毫升左右，同煮为菜粥。每天早晚餐时，温热食。此粥清热平肝、固肾利尿，适用于高血压患者，但此粥作用较慢，需要坚持长期食用，方可见效。

红山楂，可以降血压

山楂30～40克，大米100克，白砂糖10克。将山楂洗净，放入锅中，大火煮至浓稠，滤出浓汁，去渣，然后加入大米、白砂糖煮粥。在两餐之间当点心服，不宜空腹食用。山楂具有消积化滞、收敛止痢、活血化瘀等功效，非常适用于高血压兼有积滞或高脂血症者。

▲山楂

醋泡黄豆防治高血压

醋、黄豆适量。黄豆炒熟，装入瓶中占1/3，倒入醋，加盖，1周即可。每日饮1匙，若腹泻减量。本方用于软化血管，久服对于血管硬化效果明显。

玉米须冲水喝，治疗高血压

玉米须60～80克，茶叶适量。将玉米须、茶叶用沸水冲泡，代茶饮。玉米须具有利尿作用，适用于高血压合并肾炎见有眼睑浮肿、下肢轻微水肿的患者。

菊花茶，高血压患者的最佳饮品

乌龙茶（或龙井茶）3克，杭菊花10克。乌龙茶、杭菊花开水泡茶饮用。不宜太浓，以免失眠、心慌。菊花味辛、甘、苦，性微寒，归肺、肝经，有散风清热，平肝明目的功效。高血压病患者按中医辨证可有多种证型，属于阴虚阳亢型者用菊花最好。本方用于肝阳上亢、阴虚阳亢型高血压，见有头晕头痛、颜面潮红等症。

蜂蜜消除高血压的烦恼

蜂蜜100毫升，黑芝麻75克。先将黑芝麻炒熟，凉凉，捣成芝麻粉，加入蜂蜜搅拌均匀，用温开水冲化。每日分2次服用。蜂蜜清热润燥，对心脑血管有益，每日早晚各服1杯蜂蜜水，会使血压趋于正常，能给高血压患者消除烦恼。

双耳熬汤，可治高血压

黑木耳、银耳各10克，冰糖适量。黑木耳、银耳洗净浸软，加冰糖，放碗内蒸1小时，顿服，每日1次。本品具有补脑养心、凉血止血、降低胆固醇的功效。经常服用可治血管硬化、高血压以及高血压引起的眼底出血等。

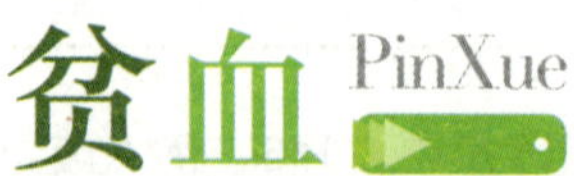

贫血 PinXue

芹菜与牛奶同煮，预防贫血

荷兰芹3棵（约50克），牛奶200毫升，蜂蜜1小匙。荷兰芹洗净，去茎，芹叶切碎；将荷兰芹放入研钵中，用研磨棒压挤成糊状；倒入牛奶，搅拌均匀，再加入蜂蜜即可饮用。每日饮用200～300毫升即可。荷兰芹中的铁和维生素C能起到补血的作用，而牛奶中的蛋白质又能生成红细胞，双重营养结合在一起能有效预防贫血。

猪肝补血气，补足血气

猪肝300克，新鲜的枸杞子叶200克，盐水适量。将猪肝冲洗干净，浸泡在盐水中，然后切成薄片；将猪肝、枸杞子叶和水一起放入锅中，煮熟即可食用。食用时可按照个人口味加入盐和酱油调味。动物的肝脏（尤为猪肝）不仅含有极易被人体吸收利用的铁，还含具有造血功能的维生素B_{12}。

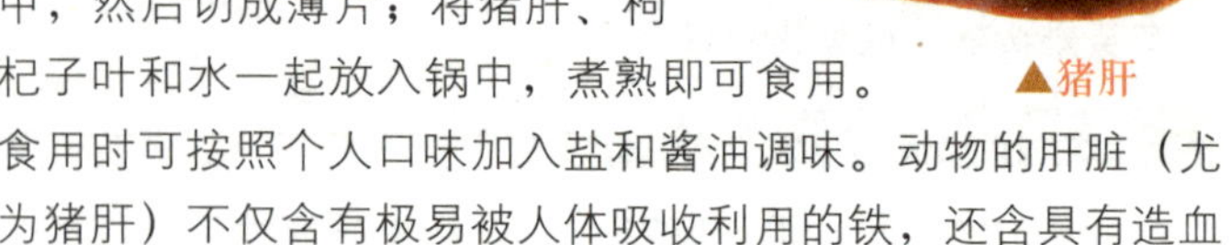

▲猪肝

黄芪加母鸡，补血最佳搭档

母鸡1只（重1000～1500克），黄芪15克，大米100克。将母鸡煮熟，取鸡汤，将黄芪煎煮去药渣，鸡汤与黄芪汁混合后入大米煮粥。早晚趁热服食。黄芪可益气血、填精髓、补气升阳、固表止汗。本方适用于久病体虚、气血双亏、营养不良的贫血患者。感冒发热、外邪未尽者忌服。

党参、黄芪，养颜补血少不了

党参10克，炙黄芪15克，肉桂1.5克。所有药材水煎2次，混合后分上、下午服，每日1剂。党参具有补气助阳生血的功效，本方主治脾肾阳虚贫血、面色苍白、乏力泄泻、四肢不温者。

菠菜补铁，治疗贫血

菠菜60克，羊肝100克，鸡蛋2个，姜丝、盐各适量。将菠菜切段，水煮，放入羊肝、姜丝、盐，打入鸡蛋煮熟。分2次服。菠菜可补虚损、理气血。经常食用本方可治疗贫血、面色无华、心烦失眠。

每天几颗枣，贫血不会找

黑木耳15克，红枣15颗，冰糖10克。将黑木耳、红枣用温水泡发并洗净，放入小碗中，加水和冰糖；将碗放置锅中蒸约1小时。一次或分次食用，吃枣、木耳，饮汤。红枣能补中益气、养胃健脾、养血壮神。配以滋补强身的黑木耳，其补益、滋养、活血、养容的作用增强。本方主治贫血、面色苍白、口唇苍白、失眠。

番茄酸奶，补血不会少

番茄1个，酸奶1/2杯，柠檬汁少许。用沸水把番茄烫10秒钟，然后用凉水将番茄冲一下，去皮、切成块；把番茄块和酸奶、柠檬汁一起放入搅拌器中搅拌即可食用。亦可按照个人口味加入蜂蜜。番茄中的维生素C和酸奶中的蛋白质都能提高人体对铁的吸收。

糖尿病 TangNiaoBing

葛根粉粥，降血糖，降血脂

葛根粉30克，大米60克。大米入锅中，加2碗水煮粥，粥将成时加葛根粉，调匀成糊，分2次食用。葛根有解热、降血脂、降低血糖的作用。本方适用于糖尿病患者。

玉竹粥，解除糖尿病人的烦渴

玉竹15～20克（鲜品用30～60克），大米100克，冰糖少许。玉竹煎汤去渣，入大米，加水适量煮为稀粥，粥成后放入冰糖。每日2次，7天为1个疗程。玉竹可滋阴润肺、生津止渴。本方适用于糖尿病人的辅助食疗。

生地黄粥，治疗糖尿病

鲜生地黄、大米各50克。生地黄洗净，捣烂，用纱布挤汁；大米加水500毫升，煮成稠粥后，将生地黄汁加入，小火再煮一沸，即可食用，每日1次。生地黄可清热凉血，养阴生津。本方治阴虚热盛型糖尿病患者的烦渴多饮、多食易饥等症。

山药粉粥，补充糖尿病人的体力

生山药50克，大米60克。大米、山药一同加水如常法煮粥，作早晚餐食用。山药可润肺健脾、益气固精。本方治疗气阴两虚型糖尿病人神疲乏力、口干咽干、泄泻或兼见心悸自汗、眩晕耳鸣等。

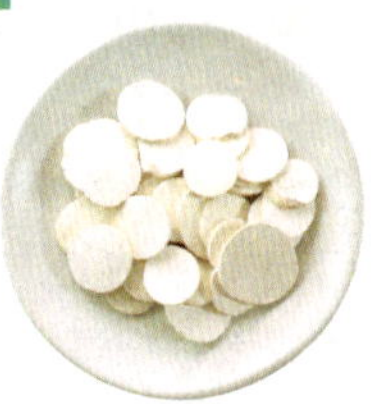

▲山药

地骨皮粥，糖尿病人不再瘦

地骨皮30克，桑白皮15克，麦冬20克，面粉100克。先

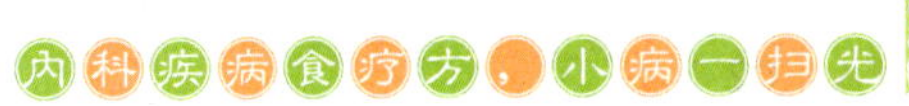

煎三味药，去渣取汁，再与面粉共煮为稀粥。渴即食之，不拘时。地骨皮可清肺、生津止渴。本方适用于糖尿病多饮身体消瘦者，肺病有热咳嗽、身体消瘦等。

枸杞子大米粥，糖尿病人少不了

枸杞子15～30克，大米50克，白糖适量。将枸杞子、大米入砂锅内，加水500毫升，用小火烧至粥稠时，停火闷5分钟即可，加入白糖，每日早晚温服。枸杞子具有滋补肝肾、益精明目作用。本方适用于糖尿病肝肾阴虚者，症见头晕目眩、视力减退、腰膝酸软。

枸杞百合粥，让糖尿病人不怕喝粥

枸杞子、百合、糯米各30克，红枣5颗。百合用温水泡发，糯米、枸杞子、红枣分别洗净，红枣去核切片，将上述材料下锅，加水，用小火煮熟，每日3次服用，连服1个月为1个疗程。本品具有养阴润燥、滋补肝肾的功效，常用于糖尿病人的饮食调养。

枸杞鸡蛋羹，糖尿病人最爱的零食

枸杞子10克，鸡蛋2个，味精、盐少许。鸡蛋去壳打入碗内，放入洗净的枸杞子和适量的水及味精、盐少许，用力搅匀，隔水蒸熟。本品具有补肾滋阴、益肝明目的功效，适用于肾阴虚为主的糖尿病人。

醋泡鸡蛋，稳定糖尿病人病情

生鸡蛋5个（打散），醋400毫升，蜂蜜250毫升。生鸡蛋与醋150毫升混合，泡约36个小时，再用醋、蜂蜜各250毫升与之混合，和匀后服，早晚各服15毫升。经常服用可稳定糖尿病人病情。

神经衰弱 ShenJingShuaiRuo

鲫鱼煮粥，治好神经衰弱

鲫鱼300克，糯米60克。鲫鱼处理好，洗净；糯米淘净。将糯米加适量水煮粥，待粥将稠时，将鲫鱼放入，粥好时，去鲫鱼骨，并放入适量的姜末、葱花和盐、味精即可。隔日吃1次，经常服用。鲫鱼有温中散寒、补脾开胃的功效，适用于胃寒腹痛、食欲不振、消化不良、虚弱无力等症。

人参炖猪脑，增强记忆力

猪脑2个，人参、五味子各6克，麦冬、枸杞子各15克，生姜4片，盐少许。把猪脑、人参、麦冬、五味子、枸杞子、生姜分别洗净，一起放入炖盅内，加沸水500毫升，加盖后用小火隔水炖3小时，然后加入盐调味即可。人参可补气养阴、安神健脑。本方适用于失眠症属心肺两虚、肾阴不足所致的头晕目眩、耳鸣多梦以及记忆力减退等的辅助治疗。

浮小麦加红枣，缓解紧张神经

浮小麦30克，红枣10颗，甘草9克，蜂蜜适量。将上述诸药一同放入砂锅中，加适量水煎煮沸后继续用小火煮10分钟，滤取煎汁，加入蜂蜜即可饮用。

每日来点徐长卿，紧张神经放轻松

徐长卿全草研末，每次10克，每日2次；或炼蜜为丸（每丸含生药5克），每次服2丸，每日3次；或将徐长卿制成散装胶囊服用，每粒胶囊0.5克，每次服20粒，每日2次，20天为1个疗程。

百合糯米粥，一起安神

糯米50克，百合、红糖各适量。将糯米、百合共煮成粥，待要将熟时加红糖调味即可。每日1～2次，可连续服用7～10日。本方具有益气、健脾、安神的功效，主治神经衰弱。

竹叶泡茶可安心

鲜竹叶60克。加水浓煎，取汁代茶饮。每日1剂，分上、下午2次服用。主治神经衰弱属阴虚火旺者，症见心烦不寐，口舌生疮。

龙眼肉熬粥，可治神经衰弱

桂圆6个，红枣3～5枚，大米60克。桂圆剥去果皮，去核取肉，同红枣、大米一同煮粥。可根据个人口味增加白糖。本方具有养心安神、健脾补血的功效，适用于心血不足型神经衰弱。本粥每次用量不宜过大，并须热服。凡外感风寒及内留湿滞者应忌用。

油炸鸡蛋，让你不心慌

鸡蛋12个，枸杞子10克，核桃仁15克，干淀粉、番茄酱适量。把核桃仁放入盐开水中浸泡，枸杞子清水泡后上笼蒸5分钟，鸡蛋用小火煮熟，去壳后撒上干淀粉，再将鸡蛋和核桃仁放入油锅中炸成金黄色，把枸杞子、番茄酱等调味品加入即可服食。本方可治肾阳不足型神经衰弱。

枸杞煮鸡蛋，晚上好睡眠

枸杞子15～30克，红枣8～10枚，鸡蛋2个。将所有食材放入砂锅中，加适量水同煮，蛋熟后去壳再共煮片刻，吃蛋喝汤。每日1次，连服数日。本方主治神经衰弱、失眠等。

甲状腺肿大 JiaZhuangXianZhongDa

芝麻拌海带，解决大脖子

芝麻100克，水发海带350克，白糖、醋、味精、橄榄油各适量。芝麻洗净，放入锅中用小火微炒，炒至芝麻发香即可出锅凉凉；海带洗净，切丝，用大火蒸15分钟，放入味精、醋、白糖和橄榄油，撒上芝麻，拌匀即可。海带富含钙与碘，有助于甲状腺素合成，与芝麻搭配食用更有营养，对人体更有益。

绿豆煮海带，治疗青春期甲状腺功能亢进

海带20克，绿豆50克，大米30克，陈皮6克，红糖60克。将海带泡软，洗净，切丝；砂锅内加清水，放入大米、绿豆、海带、陈皮，煮至绿豆开花为宜，加入红糖搅匀服食。本方清凉解毒、消肿软坚，可治青春期甲状腺功能亢进、缺碘性甲状腺肿大。

紫菜萝卜汤，补碘防治大脖子

紫菜50克，萝卜500克，陈皮6克。所有材料用水煎服，每日1剂，吃萝卜和紫菜，喝汤。紫菜含碘量很高，可用于治疗因缺碘引起的甲状腺肿大。

紫菜黄药子浸酒，不再害怕大脖子

紫菜50～100克，黄药子30克，高粱酒500毫升。将黄药子同紫菜浸泡酒中，10天后饮用，每日2次，每次10毫升。黄药子性平、味苦，有清热解毒之功效，适用于咽喉肿痛、甲状腺肿。本方可治疗痰湿结聚颈部肿大、胸闷纳呆等。

梅尼埃综合征 MeiNiAiZongHeZheng

黄芪炖羊脑，增强身体免疫力

黄芪40克，羊脑1个。将黄芪入砂锅内水煎浓汁，再放入羊脑，大火烧沸后加黄酒2汤匙，放葱、姜适量，炖煮烂熟，吃羊脑喝汤。黄芪有增强机体免疫功能、抗衰老的作用。

白果干姜散剂，治疗梅尼埃综合征

白果20克，干姜6克。将白果、干姜，研末调匀，分为4等份，每次取1份，温开水送服，早晚饭后各服1次，一般5次即愈。本方适用于梅尼埃综合征有恶心呕吐者。

竹茹地龙薏米粥，防治梅尼埃综合征

竹茹10克，地龙干6克，珍珠母20克，陈皮9克，薏米30克。所有药材用布包包好，加水煎汤，去渣，加入薏米、红糖适量煮粥食。每日1剂，连服4～5剂。

独活煮鸡蛋，治疗眩晕头痛

独活60克，鸡蛋6个。独活、鸡蛋加水共煮，待鸡蛋熟后将鸡蛋皮打碎，再放入药液中煮15分钟停火。待鸡蛋稍凉，吃鸡蛋，每次1个，每日2次。适用于风寒湿痹、眩晕头痛、腰膝疼痛。

天麻钩藤决明汤，缓解头晕症状

天麻9克，钩藤12克，石决明15克，藕粉20克。所有药材洗净后，用布包包好，加水煮汤，去渣，趁热冲熟藕粉，以白糖适量调服。本方适用于梅尼埃综合征头痛眩晕、肢体麻木等。

外科疾病食疗方，巧治日常伤痛

痔疮 ZhiChuang

无花果猪大肠，治疗痔疮

无花果30克，猪大肠1段，冰糖适量。将猪大肠洗净与无花果加水共煮，服用时加入冰糖。每日1次，连服3～5天可见效。无花果可清热解毒、清肠消肿。本方主治痔疮、脱肛、大便秘结、出血等。

鲫鱼韭菜汤，治疗痔疮

鲫鱼1条（约200克），韭菜60克。将鲫鱼洗净去内脏留鳞，把韭菜装入鱼腹，放入盘内，加酱油、盐，蒸20分钟即可。食鱼肉饮汤，每日1次。鲫鱼可解毒散淤、健脾利湿。本方主治痔漏、内外痔疮。

苦参煮鸡蛋，治疗痔疮

苦参6克，鸡蛋2个，红糖60克。先将苦参加水400毫升，煎煮约30分钟，去渣取汁，再将鸡蛋、红糖入汤内同煮，至蛋熟。鸡蛋趁热去壳，连蛋带汤1次服食。每日1次，4日为1个疗程。苦参呈长圆柱形，下部常有分枝，表面灰棕色或棕黄色。苦参味苦、性寒，可清热解毒、燥湿止痒。主治湿热之痢疾、赤白带下、皮肤癣疹瘙痒、恶疮、瘰疬等病症。本方对治疗痔疮有显著疗效。

茄子末治内痔

茄子1个。茄子切片晒干，烧成炭，研末。每次10克，每日3次，连服10天。茄子末可清热活血、消肿止痛，治疗内痔。另外将茄子阴干，研细末，用凡士林调和后外敷，可治疗痈疮疽。

红小豆浸酒，治疗内痔出血

红小豆500克，白酒1000毫升。将红小豆与白酒同煮至豆熟，捞出晒干，再把红小豆放入白酒中，直至酒尽。研末，每次6克，用酒送服，每日3次。红小豆有较多的膳食纤维，具有良好的润肠通便、降血压、降血脂、调节血糖、解毒抗癌、预防结石的作用。本方有解毒利湿、活血消肿之功效，此法可治内疮出血。

仙人掌甘草酒，治疗痔疮出血

仙人掌60克，甘草18克，白酒500毫升。将药物浸泡酒中，7天后饮用。每次10毫升，每天2次，空腹服用。仙人掌味淡、性寒，有行气活血、清热解毒、消肿止痛、健脾止泻、安神利尿之功，可内服、外用治疗多种疾病。本方可清热解毒、活血，治疗痔疮出血。

参糖鸡蛋汤，治疗痔疮并发症

鸡蛋2个，苦参、红糖各60克。以苦参煎汁，取汁与鸡蛋、红糖同煮至蛋熟，去壳，汤蛋同服，每日1剂。本方具有清热、利湿、止血的功效，主治痔疮引起的肛门坠胀灼痛、便血、大便干结等。

疝气 ShanQi

荔枝核陈皮，主治疝气肿痛

荔枝核49个，陈皮30克，硫黄12克。所有材料研细末，盐水打面糊，倒入药末为丸，如绿豆大，痛时，饭前送服9丸。本方主治疝气肿痛。

荔枝核散，治疝气疼痛

荔枝核45克，小茴香、青皮各30克。所有材料研末，每次3克，每日3次。荔枝核可疏肝理气、行气散结、散寒止痛。本方主治寒凝气滞之疝气痛、偏坠、疼痛等。

▲荔枝核

丝瓜配山楂，治疗小儿疝气

丝瓜络18克，山楂核30克，红枣6克（去核焙干）。所有材料共研细末。每次6克，每日2次，黄酒送服。丝瓜络味甘、性凉，归肺、肝、胃经，可轻体通利、通经活络、清热解毒、利尿消肿、止血。本方主治胸胁胀痛，小儿疝气、风湿痹痛、痔漏。

川楝子小茴香煎剂，治好小肠疝气

川楝子12克，木香9克，吴茱萸3克，小茴香6克。所有食材用水煎2次，去渣取药液合并。川楝子味苦、性寒，有小毒，善行降泄，具有疏肝泄热、行气止痛、杀虫的功效。川楝子可止痛疗疝，肝胃气滞化热而致胁肋脘胀痛者，多与延胡索相须为用，以增疏肝行气止痛之功。本方主治寒疝及小肠疝气。

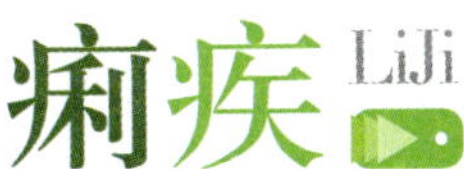

痢疾 LiJi

苦参熬汤，夏日不怕得痢疾

苦参（酒炒）10克。苦参水煎分两次服，每日1剂。苦参具有清热燥湿之功，主治湿热泻痢、腹痛、里急后重。

黄连研末，解毒止痢

黄连30克，木香6克。上述两味药共研细末。每次6克，每日3次，米汤送服。黄连可解毒止痢，主治胃肠虚弱、腹胀腹鸣、胸膈痞闷、下痢脓血。

莫小看马齿苋，治疗痢疾最灵验

马齿苋60克，大米100克。将马齿苋洗净，与大米共煮粥，不放盐、醋，空腹食用。马齿苋味酸、性寒，主治热毒血痢及湿热痢疾。《滇南本草》载马齿苋："益气，清暑热，宽中下气，润肠，消积滞，杀虫，疗疮红肿疼痛"。民间有俗语："莫要小看马齿苋，治疗痢疾最灵验。"

大蒜是个宝，治疗痢疾少不了

大蒜10瓣。大蒜瓣煮熟，捣烂，红糖适量拌匀，每日2次，连服3日。或用生大蒜数瓣，捣烂如泥，与1小杯醋拌匀服用；也可与面条拌食。大蒜可杀菌解毒，可治痢疾肠炎。

葛根黄芩驱走痢疾

葛根15克，黄芩、黄连各10克，甘草3克。所有药材用水煎2次，早晚分服，每日1剂。葛根可解表退热，燥湿止痢，主治表证未解、邪热入里，身热，下利臭秽，肛门有灼热感，湿热泻痢，热重于湿者。

阑尾炎 LanWeiYan

石榴皮煎水喝，治疗阑尾炎

石榴皮适量。将石榴皮制成100%煎液，烘干研粉装胶囊口服。每日3次，每次1～2粒。石榴皮可止血、驱虫。主治久泻、久痢、便血、脱肛、带下，本方主治肠炎、胆道感染、急慢性气管炎、慢性阑尾炎、外伤感染。

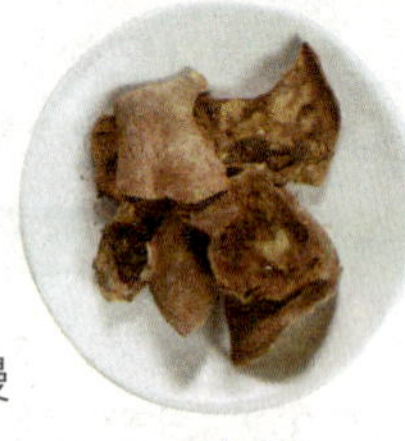

▲石榴皮

败酱薏米附子散，治好化脓性阑尾炎

薏米60克，炮附子6克，败酱草30克。所有材料共研为细末，混合均匀，每次9克，每日2次，米汤送服。

金银花泡水，缓解阑尾炎疼痛

金银花12克，蒲公英、紫花地丁各15克，白花蛇舌草、大黄各10克，川楝子、丹皮各9克，赤芍10克，虎杖15克。所有材料用水煎服，每日1剂。本方清热解毒、化瘀消痛，适用于热蕴所致阑尾炎，其主要症状有腹痛拒按，右下腹压痛较明显，有反跳痛、腹皮挛急，或可扪及包块，伴身热口渴食少脘痞，恶心呕吐，大便秘结或便溏不爽，小便短赤，苔黄少津或厚腻，脉弦数或滑数等。

牛奶煮鬼针草，治疗急性阑尾炎

鬼针草30克，牛奶250毫升，白糖适量。水煎鬼针草2次，混合后与牛奶同煮，加入白糖，早晚分服，每日1剂。鬼针草清热解毒、散淤消肿，可治疗急性阑尾炎。

薏米桃仁粥，治疗急性阑尾炎

薏米、桃仁、各丹皮15克，粳米100克，白砂糖2克。先把丹皮用一块纱布包起来，丹皮事先浸泡半个小时左右，然后，依次把粳米、薏米、桃仁和纱包放入砂锅中，砂锅中的水要用凉水，待水开后，改成小火，继续煮20分钟左右，快起锅时，根据自己的口味，适量加入一点白砂糖。

冬瓜仁苦参汤，可治急性阑尾炎

冬瓜仁15克，苦参30克，甘草10克，水煎，调蜂蜜适量饮服。主要治疗湿热型急性阑尾炎，其主要症状为发热、腹痛加剧、拒按、口干欲饮、唇红，大便秘结、小便黄短，舌质红绛，苔黄腻，脉滑数。

瓜仁芹菜汤，主治急性阑尾炎

芹菜、野菊花各30克，冬瓜仁、藕节各20克。将这4种材料水煎，每日2次。主要治疗瘀滞型急性阑尾炎,其主要症状为微热、右中下腹胀闷、恶心嗳气、食欲不振，大便秘结、尿黄，舌质略红，苔薄白，脉弦紧。

土豆炖萝卜，有助于阑尾炎术后康复

土豆（黄皮）400克，胡萝卜250克，香菜3克，盐5克，味精2克。土豆、胡萝卜洗净，切块；香菜择洗干净，切段；汤锅置大火上，加适量的水，加入香菜、土豆块、胡萝卜块煮半小时后，将土豆、胡萝卜捞出碾成细泥；把菜泥倒入锅中混匀，然后放盐、味精调好口味即可。土豆又名马铃薯，为茄科植物马铃薯的块根，既可作主食，又可当蔬菜，营养丰富，味甘、性平，有和胃调中、健脾益气之功效。本方适用于阑尾炎术后康复。

骨科疾病食疗方，强壮筋骨没商量

颈椎病 JingZhuiBing

山丹桃仁粥，可以辅助治疗颈椎病

山楂30克，丹参15克，桃仁（去皮）6克，大米50克。所有原料洗净，丹参先煎，去渣取汁，再放入山楂、桃仁及大米，加水适量，大火煮沸，小火熬成粥。山楂具有活血化瘀、通络止痛的功效，有助于解除局部瘀血。

壮骨汤，补中益气治颈椎

猪骨200～300克，杜仲、枸杞子各12克，桂圆肉15克，牛膝10克，山药30克。所有原料洗净，猪骨斩碎，共入锅内，加水适量，大火煮沸，小火煎40～60分钟，加适量植物油、盐、葱、姜等配料，取汤服用。猪骨可健脾养胃、补中益气、强筋骨。本方适用于肝肾不足型颈椎病。

木瓜陈皮，通经络治颈椎

木瓜、陈皮、丝瓜络、川贝母各10克，大米50克。将所有原料洗净，木瓜、陈皮、丝瓜络水煎，去渣取汁，加川贝母、大米煮成粥，最后加冰糖。木瓜可平肝舒筋、和胃化湿。本方对痰湿阻络型颈椎病有疗效。

肩周炎 JianZhouYan

莲党杞子粥，缓解肩周炎症状

莲子60克，生党参40克，大米50克，枸杞子15克，冰糖适量。莲子用温水浸泡，剥去皮，大米、生党参、枸杞子淘洗净，全部原料放锅中，加水适量，用大火烧沸，改小火煮熟，加入冰糖溶化即可。莲子味甘、性平，具有补脾止泻、益肾固精、养心安神等功效。党参可补气、止痛、通经活络。此粥能够缓解肩周炎症状，减少疼痛，安定心神。

茄子加虾皮，治好肩周炎

茄子250克，虾皮50克，鸡蛋2个，黄酒、生姜、麻油、盐、白糖、味精各适量。将茄子切丝，用盐腌渍15分钟后，挤去水分，加入酒浸泡的虾皮，并加姜丝、盐、白糖、麻油和味精，拌和成馅料。面粉加蛋液，水调成面浆。锅中倒入植物油烧热，舀入一勺面浆，转锅摊成饼，中间放馅，再盖上半勺面浆，双面煎黄。经常食用，能够补钙，预防骨质疏松，可治疗肩周炎。

黄芪桂枝煎剂，可改善肩部血液循环

黄芪15克，桂枝10克，白芍12克，生姜3片，红枣4个，细辛3克，制川乌、制首乌各5克，止痉散粉1.5克。用时，除止痉散粉随饮片煎汤送服外，其余诸药加适量水煎，分2次服。黄芪能够增强机体免疫功能，桂枝具有解热、镇静、镇痛的功效，白芍扩张血管以解热、抑制神经系统而镇痛。本方有镇痛、改善肩部血液循环、增强免疫力的作用。

腰椎间盘突出 YaoZhuiJianPanTuChu

肉苁蓉炖羊肾，治疗腰椎间盘突出

羊肾2个，肉苁蓉30克（布包）。将羊肾去筋膜，切片，加肉苁蓉和水煲汤，酌加各种调味品服用。羊肾可温补肾阳，适于老年体弱的患者。本方对腰椎间盘突出有较好的食疗效果。

核桃黑芝麻丸，治疗腰椎间盘突出

核桃仁200克，黑芝麻180克，杜仲50克，木瓜25克，菟丝子、当归各60克，延胡索30克，香附15克。除核桃仁、黑芝麻外，均晒干、碾碎过筛备用。将黑芝麻于碾槽内碾碎，再放入核桃仁一起碾，当用手摸无颗粒时，与药面一起倒入盆中，以炼蜜250毫升分数次加入盆内搅拌，反复揉搓成团块，取团块7克制成药丸。冬天可装入瓶内储存，夏天制成蜡丸或用油纸单包装入瓷盆放阴凉处。每次服1丸，每日服2次，黄酒20毫升冲服。黑芝麻含有的多种人体必需氨基酸在维生素E、维生素B_1的参与作用下，加速人体的新陈代谢，具有补肝肾、润五脏、益气力、长肌肉、填脑髓的作用。核桃仁具有强肾养血的作用，常服可使血脉通润。本方对腰椎间盘突出有预防与治疗作用。

薏米附子散，可缓解腰椎间盘突出不适

薏米30克，附子10克。上述药材洗净后，水煎温服，每日1剂，分3次服。薏米可抗炎，加强体液免疫、镇痛；附子可强心，增强免疫功能、镇静。本方有镇痛、抗炎、增强免疫功能等作用，可缓解腰椎间盘突出不适症状。

腰痛 YaoTong

油焖鸡治腰痛

把刚会啼叫的公鸡宰杀后加油炒，放500克米醋，不加水，焖至剩小半杯醋时起锅，加少许红糖。1只鸡在1日内分3次服，连服6只，可治腰痛。胃酸过多型胃溃疡患者忌用。

甜瓜子白酒治腰痛

取100克甜瓜子，用白酒浸泡半月后取出，焙干研成细末，每次5克，每日2次，用黄酒送服，可治腰痛。

鲫鱼黑豆饮，治疗气血不足引起的腰痛

杜仲15克，黑豆100克，鲫鱼1条。先将杜仲、黑豆加水适量，炖至黑豆煮透，取出杜仲，放入鲫鱼炖熟加盐、姜调味后食之。适用于慢性腰痛之气血不足，肝肾亏虚证。

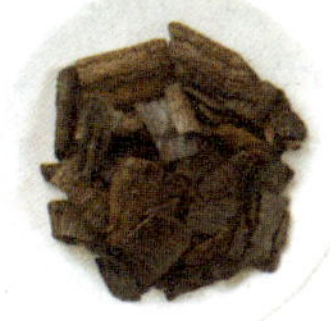
▲杜仲

生姜熟附羊肉，治腰膝冷痛

熟附片30克，羊肉1000克，生姜30克。将熟附片加适量水煮2小时，再放入切成小块的羊肉、捣烂的生姜，猛火烧开后改用小火，焖至羊肉呈糊粑状，分次服用，可治肾阳衰弱、腰膝冷痛。

益母草煮鸡蛋，治疗经前后腰痛

益母草30克，鸡蛋2个。二者放入锅中加适量水同煮，蛋熟后剥去壳，继续煮20分钟，吃蛋饮汤。每天或隔1天，适用于经前后腰痛加剧或伴痛经者。

骨质增生 GuZhiZengSheng

羊肉胡萝卜汤，治疗骨质增生

羊肉（瘦）280克，草果3克，豌豆50克，香菜、葱白、黄酒各10克，山药100克，胡萝卜150克，姜、盐各4克，胡椒1克，醋15克。将羊肉洗净，去筋膜，切成小块。豌豆洗净，胡萝卜切除根、叶及尾尖，洗净，切成细丝；山药去皮刮净，切成小薄片。香菜择去根和老叶，洗净；生姜洗净切片；葱洗净，切段；草果仁装入小纱布袋内扎口。将羊肉块用沸水焯一下，以去血水和异味，放入锅内。锅内加胡萝卜丝、山药片、葱白、姜片、黄酒、草果仁布袋、胡椒粉，适量清水，用旺火煮沸，撇去浮沫。转用小火炖至羊肉酥烂，捞去葱、姜、草果仁布袋，加入豌豆煮沸。再加盐、香菜、醋，调味即可食用。

鲮鱼粉葛猪骨汤，治疗骨质增生

鲮鱼640克，葛根960克，猪脊骨480克，蜜枣20克，陈皮5克，花生油100克，盐5克。鲮鱼洗净，粉葛去皮洗净切块，猪骨洗好。蜜枣去核冲洗，陈皮浸软刮净。煲开水，放入粉葛、猪骨、红枣和陈皮。另用油盐将鱼煎黄，煮约1小时后放入煲中，再煮1小时便成。

红花、当归，能治骨质增生

红花50克，当归80克，何首乌55克，鸡血藤70克，白酒1000毫升。将药装入纱袋浸入酒中，密封好，10天后即可饮用。每次10毫升（最大量一次不超过20毫升），早晚各1次，久服病愈为止。本方主治骨质增生。

肉桂白芷百合饮，治疗骨质增生

肉桂15克，白芷20克，百合50克，白糖适量。将肉桂、白芷、百合分别洗净，先将肉桂、白芷置锅中，加清水500毫升，大火煮沸5分钟，改小火煮30分钟，去渣取汁。将汁加入百合，再加清水500毫升，加白糖，大火煮沸5分钟，小火煮30分钟，分次饮服。肉桂补肾阳；白芷行气止痛；百合补肺阴。此方可壮阳强筋、补益肺阴，主治腰椎骨质增生属虚者，症见腰部疼痛，周身无力，稍用力即腰痛者。

桂圆丁香饮，可治骨质增生

桂圆肉50克，丁香10克，白糖适量。将桂圆肉、丁香洗净，置锅中，加清水500毫升，大火煮沸5分钟，改小火煮30分钟，去丁香，分次饮服。桂圆肉又名龙眼肉，甘平质润，有很好的滋补作用，能壮阳益气；丁香有行气止痛之功。本方可壮阳益气、行气止痛，主治腰椎骨质增生属阳虚型，腰部疼痛伴畏寒怕冷者。

芡实红枣乌头汤，能治腰椎骨质增生

芡实50克，红枣10颗，生姜末5克，乌头鱼1条，葱、黄酒、盐各适量。将乌头鱼洗净，同姜末一起放进油锅，煎至鱼身两面呈嫩黄色备用；把红枣去核，与芡实一起用清水洗净；将炒锅洗净，置于火上，加水适量，用大火烧至水沸，然后放鱼、红枣、芡实，锅加盖，改用小火继续煮4小时，加入少许盐调味，即可服用。红枣可补肾、补血益精；生姜加速血液循环；鱼肉营养丰富；芡实有补肾益精作用。本方主治腰椎骨质增生属肾虚者，症见腰膝酸软无力、气短少言、耳鸣失眠。

▲芡实

骨折 GuZhe

鲤鱼、葱白促进骨骼愈合

鲤鱼500克，骨碎补15克，葱白5段，生姜5片，黄酒30毫升。先把骨碎补加水煎煮至汤汁浓郁后，去渣留汁，接着向锅中放入已经洗净并去掉鳞和内脏的鲤鱼，再放入葱白、生姜、黄酒，以去除腥味，继续煎煮至鱼肉熟透。鲤鱼有补脾健胃、利水消肿的功效。本方适用于骨折早期患者。

▲鲤鱼

猪骨头、黑大豆煎煮促进骨折康复

猪骨头500克，接骨木50克，黑大豆125克。黑大豆洗净后，放入清水中浸泡一夜；把接骨木加水煎煮后，去渣留汁，接着加入猪骨头和浸过的黑大豆（亦可用黄豆代替），用小火煮烂并酌加盐、味精等调料后，分餐食之。猪骨头的蛋白质、铁、钙、磷含量均比猪肉高，骨折病人适量食用，能促进骨折的康复。

枸杞、桂圆煎煮有助于骨折康复

枸杞子、桂圆肉各15克，红枣10颗。所有材料加水用小火煎煮后，再加点冰糖，即可食用。补中益气，有助于骨折病人尽早康复。

紫河车散促进骨骼生长

紫河车1个，洗净，焙干研末后，每日清晨空腹时服3克（以温开水稍加白糖送服）。本方补气养血，适用于骨折病人康复期。

骨质疏松 GuZhiShuSong

鸡肉核桃粥，治疗骨质疏松

鸡肉750克，黄豆、核桃仁各50克。将鸡肉洗净，切块；黄豆泡软。同放蒸锅中，加葱白、姜末、盐、料酒等，之后加水至八成满，小火蒸约2小时取出，加胡椒粉适量调味即可。本方可有效治疗骨质疏松。

猪骨汤蛋豆，治疗老年骨质疏松

猪骨汤1000毫升，豆腐2块，鸡蛋1个，虾皮25克，山药片50克。将鸡蛋磕入碗中，加清水及盐适量调匀，蒸熟；豆腐切成小块；锅中放适量植物油烧热后，下葱、蒜略炒，而后调入猪骨汤、虾皮，待沸后将蒸蛋以汤匙分次舀入，再加豆腐块、山药片，调入盐、味精，煮沸即可。此方既可喝汤又可吸髓，适合骨质疏松的老年人食用。

猪骨豆腐虾皮汤，强筋壮骨的妙方

猪排骨250克，北豆腐400克，鸡蛋1个，洋葱50克，蒜1瓣，虾皮25克，黄酒、姜、葱、胡椒粉、味精各适量。排骨加水煮沸后去掉浮沫，加上葱和葱段、黄酒小火煮烂。煮熟后加豆腐块，虾皮煮熟，再加入洋葱和蒜瓣，煮沸即可。经常食用可以强筋壮骨、润滑肌肤、滋养五脏、清热解毒。

红糖黑芝麻糊，给老年人补钙

红糖、黑芝麻各25克，藕粉100克，先将黑芝麻炒熟后，再加藕粉，用沸水冲匀后再放入红糖搅拌均匀即可食用。本方适合中老年缺钙者。

足跟痛 ZuGenTong

麻黄煮萝卜，缓解足跟痛

麻黄5克，生姜3片，萝卜1个（150克），蜂蜜30毫升。将萝卜洗净，切片，与麻黄、生姜同放锅内，加清水适量，小火炖至萝卜熟后，加入蜂蜜即可食用，每日1次。本方可治疗局部疼痛、行走不利、行走则疼痛加剧或伴畏风、舌淡苔薄白等。

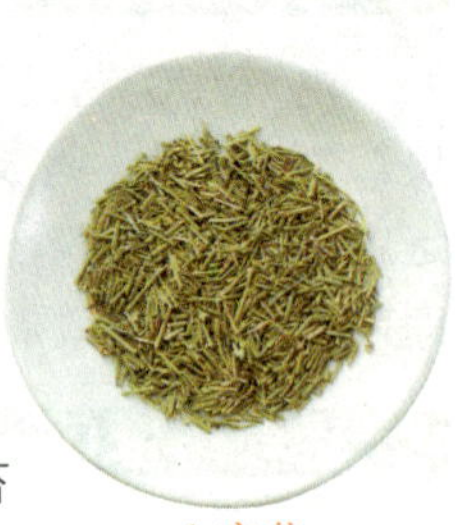
▲麻黄

良姜薏米粥，让你不再怕走路

薏米30克，干姜、高良姜各5克，大米50克。将二姜水煎取汁，与大米、薏米同煮为粥食用，每日2次。本方可除湿通络、祛风散寒，治疗局部疼痛、行走不利、疼痛固定、行走则疼痛加剧或伴下肢麻木、手足沉重、屈伸不利。

山药红小豆粥，缓解足跟痛症状

山药、红小豆各30克，大米50克，白糖少许。将红小豆放入锅内，加清水适量，大火煮沸后，转小火煮至半熟时，下山药片、大米煮熟，出锅加入白糖少许。每日1剂，当早餐食用。本方可清热利湿，可缓解足跟痛症状。

山楂扁豆薏米粥，赶走脚部疼痛

山楂、扁豆各15克，薏米50克，红糖适量。将山楂水煎取汁，加扁豆、薏米同煮为稀粥，调入红糖食用，每日1次，连续7天。可活血化瘀、化痰通络。

腿痛 TuiTong

山药炖羊肉，专治腿痛

羊肉500克，生姜20克，生山药片100克，牛奶适量。将羊肉洗净切块，放生姜，入锅内加水以小火炖半日。取羊肉汤一碗，加去皮、洗净的生山药片，入锅煮熟后，加牛奶半碗，食盐少许，煮沸后食用。可补虚强体，适于病后气虚兼有四肢冰冷、疲倦乏力、腰腿痛、肢体萎软等症者食用。

红果加红糖治腿痛

山楂（去核）500克，红糖500克。山楂与红糖放入锅中，加水煮熬成糊状，趁热服用，以出汗为宜，并用棉被盖上双腿。这样连服用3～5次即见成效，可多服几次。

自制药酒治腿酸痛

买1瓶白酒（二锅头即可），1瓶蜂蜜，再切上一把姜末，将酒与蜂蜜按1：1的比例混合在一起，将姜末泡入其中，10天后即可饮用，喝一小酒杯即可（8钱以下），同时吃一点姜末。

葡萄干泡茶，滋肝养肾治腿痛

葡萄干30克，枸杞子15克。将葡萄干、枸杞子分别去杂，洗净，晒干或烘干，同放入杯中，用刚煮沸的水冲泡，加盖闷15分钟即成，当茶频频饮用，一般可连续冲泡3～5次。本方可滋养肝肾、养血补血，常用于治疗腿痛。此外本方还适用于风湿性关节炎、冠心病、肺结核、贫血等病症。

关节炎、风湿 GuanJieYan FengShi

醋煮葱治关节炎

醋500毫升，鲜葱500克。将葱切成寸段，一起放在锅里煮沸，略凉后用纱布蘸醋汁擦洗关节炎处，一次擦洗10分钟，一天6次（多擦也可），半月之后见效。

注意：①醋汁擦完后再煮新葱，不必擦一次就换新的。②轻轻蘸擦，不宜用力过猛。

红糖鲜姜治关节炎

红糖150克，鲜姜250克，老黄酒500克。将鲜姜切成小块，然后榨碎，取其汁（用消毒纱布包起来，将姜汁挤出来），与红糖、老黄酒一起搅拌，放锅内烧开，约两大碗，分两次在晚上睡前喝下。喝完第一碗后，躺床上盖上被子发汗，出汗越多越好。约两小时，汗出得少后，再热第二碗喝下，接着出汗，待不怎么出汗了，慢慢掀开被子，不要着凉感冒，换好衣服，就可以睡觉了。炎症较轻者，一次就好。炎症较重者，需两次。

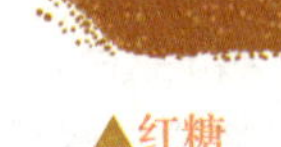

▲红糖

注意：不出大汗无效。

“三风”酒治关节炎

“三风”即中药店售的海风藤、青风藤和地风，各取20克，用500毫升二锅头泡7天后饮服。与此同时，晚间用暖水袋热敷膝关节，并不时拍打，辅助治疗。服用“三风”酒时，可根据患者的酒量，酒量大可每天多服，酒量不大可少服。一般是每天早晚2次，每次不超过40克。500毫升酒服用7～10天为宜。1000毫升药酒为一个疗程。如不愈，隔3～5天再继续服用。酒量大的患者，如7天之内饮完，可用原药渣再泡500毫升二锅头白酒服用。

注意：青风藤有毒性，患者应根据病情轻重、身体强弱、年龄大小等情况，酌情用药。

酒烧鸡蛋治关节炎

把3个红壳鸡蛋洗净，放入干净的小锅内，倒入50°以上的白酒，以白酒刚好没过鸡蛋为度。先把锅底稍加热一会儿，关火，再把锅内白酒点燃，火自行熄灭后，待鸡蛋和残酒冷却至温热时，将鸡蛋去壳连同残酒一起吃下，然后上床盖被以发汗，每星期按该方吃一次。

南瓜藤老蔸浸酒治风湿

取上等纯米酒（20°左右）5000毫升，甘蔗红片糖1000克，秋后的南瓜藤老蔸（方言，指植物的根和靠近根的茎）5～7棵。先将藤蔸洗净，晾干，斩成段，然后与甘蔗红片糖一起浸在酒中，密封20天左右即可开封饮用。长期坚持，疗效渐显。每次用量，视患者的酒量而定，一般100毫升左右，每天1～2次，无须忌口。

当归川芎等治风湿痛

当归、川芎、麻黄、怀膝、陈皮、木瓜各10克。六味药为一服，把药用纱布包好放在鸡肚内。然后用线缝好鸡肚，清煮，不放盐。熟后连汤一起食用，注意不要被风吹到，可以分2～3次服完。吃完一服后隔一天再吃第二服，一共吃3服。

男性疾病食疗方，男性健康零风险

阳痿 YangWei

枸杞羊肉粥，补阳气治阳痿

枸杞子150克，羊肾1个，羊肉100克，葱白2根，大米100～150克，盐少许。将羊肾去内膜，切腰花，再把羊肉切小块，枸杞子煎汁去渣，同羊肾、羊肉、葱白、大米一起煮粥。待粥成后加入盐少许，稍煮即可。每日1～2次，温热服。枸杞子可滋肾阳，补肾气，壮元阳。适用于肾虚劳损、阳气衰败所致阳痿、腰脊疼痛等。

鹿角粥，可治肾不足引起的阳痿

鹿角胶15～20克，大米100克，生姜3片。先煮大米，待沸后，放入鹿角胶、生姜同煮为稀粥。每日1～2次。5天为1个疗程。鹿角胶补肾阳、益精血。本方适用于肾气不足所致的阳痿、早泄、遗精、腰痛等。

雪莲花冬虫夏草浸酒，治疗阳痿

绵头雪莲花15克，冬虫夏草50克，白酒1000毫升。将药物浸泡在白酒中，密封好，1个月后饮用，每次5毫升，每日1～2次。雪莲花可温肾壮阳散寒，治疗阳痿、腰膝软弱、妇女崩带、月经不调、外伤出血。

核桃仁炒韭菜，壮阳补肾

核桃仁60克，韭菜150克。先用香油将核桃仁炒黄，将韭菜洗净切段，再把核桃仁和韭菜段倒入锅里用油炒熟，最后加上调味品即可食用。此方适用于因肾虚所致的阳痿患者，因为核桃仁具有强肾的功能，韭菜更是被称为“壮阳草”，两者相结合，壮阳补肾的效果更佳。

山药百合蛋黄糖汁，补益心脾治阳痿

山药30克，百合60克，熟鸡蛋黄2个，冰糖适量。将鸡蛋黄捣碎；山药、百合洗净，放入锅中加入水一起熬煎，剩2碗水时，加入捣碎的鸡蛋黄拌匀，再加入冰糖拌匀后即可。分3次服完。此方可补益心脾，对阳痿等生殖系统疾病有一定疗效。

菟丝子粥，补足肾气治阳痿

菟丝子30～60克（鲜者可用60～100克），大米100克，白糖适量。先将菟丝子捣碎，水煎，去渣取汁后，入大米煮粥，粥将成时，加入白糖稍煮即可。早晚服用，7～10天为1个疗程。菟丝子味甘、性微温，可滋补肝肾、固精缩尿、安胎、止泻。用于阳痿遗精、补肾益精、养肝。适用于肾气不足所致的阳痿、遗精、头晕眼花。

肉苁蓉粥，治疗阳痿

肉苁蓉15克，羊肉（瘦）100克，大米50克。肉苁蓉加水100毫升，煮烂去渣；羊肉切片加入砂锅内加水200毫升，煎数沸，待肉烂后，再加水300毫升，将大米煮至米开花汤稠时，加入肉苁蓉汁及羊肉再同煮片刻即可，盖紧盖儿焖5分钟。每日早晚温热服。本方适用于阳痿早泄、遗精、便秘等。

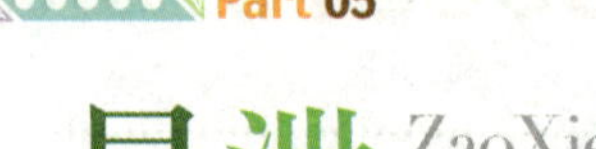

早泄 ZaoXie

龙马童子鸡，治疗早泄

虾仁50克，海马25克，仔公鸡1只。先将仔公鸡宰杀去毛及内脏，洗净后将虾仁、海马用温水洗净后放入鸡腹内，再加葱段、姜块、味精、食盐适量，上笼蒸至烂熟，拣去葱段、姜块，另用淀粉勾芡收汁浇在鸡上即可食用。本方有健脾益肾功效，适用于脾肾阳虚所致的早泄。

芒果炒虾仁，可治早泄

芒果半个（约100克，要选择生一点的芒果），明虾或者基围虾300克，小尖椒6～8个，青豌豆50克。将虾去皮、留尾，一切两半，用料酒、盐、水淀粉充分抓匀；芒果切长滚刀块；热锅中加植物油烧温，放入虾尾段划炒；锅中留底油，放入葱姜末烹出香味，加入芒果、盐稍炒，加入虾、青豌豆，调味淋明油即可。

红小豆乌梅饮，主治早泄

红小豆20克，竹叶10克，乌梅10克。红小豆、竹叶洗净，置锅中，加乌梅、清水500毫升，大火煮3分钟，改小火煮30分钟，滤渣取汁，分次饮用。本品具有清热利湿的功效。主治早泄，属肝经湿热型，伴口苦胁痛，小便黄赤，阴囊湿痒者。

▲红小豆

性功能低下 XingGongNengDiXia

干地龙、鹿角胶，壮阳补元

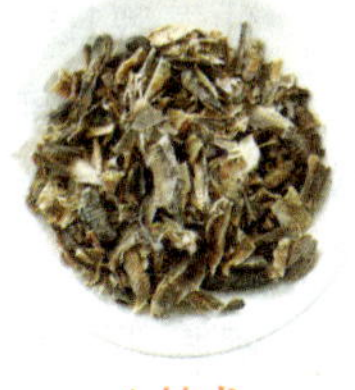
▲地龙

干地龙（干蚯蚓）10克，鹿角胶12克（另烊），龟板胶15克（另烊），枸杞子30克，山萸肉8克，淫羊藿18克，熟地12克，菟丝子9克，天门冬7克，丹皮6克。除鹿角胶、龟板胶之外的所有药材加清水浓煎3次，取汁将鹿角胶、龟板胶烊入，均分两小碗，早晚各服1次。地龙有通利经络的作用，鹿角胶有壮元阳、补血气、生精髓、暖筋骨的功效。

薤白炒羊肉，改善性功能

羊肉250克，大蒜、薤白各20克。将羊肉切成大薄片，大蒜、薤白切片，与羊肉一起放入碗内，加酱油、盐、黄酒、淀粉、白糖拌匀；锅内入油，大火烧热后，放入上述食材，煸炒至肉熟，调汁紧裹时淋上少许香油即可出锅。佐餐食用。本方益肾气、壮阳道，经常食用可强壮身体、提高性欲、改善性功能。

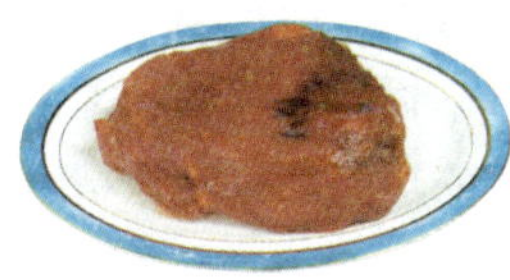

羊肾煮粥，改善性功能

羊肾100克，粳米200克。将粳米淘洗干净备用。将羊肾剖开，剔去白色筋膜，清洗干净，放入锅内，加入清水，煮沸成汤。再将粳米倒入羊肾汤内，先用大火煮沸，再用小火煎熬20～30分钟，米化汤稠为度。供早晚餐食用。本方可补肾益气，养精填髓。常用于治疗肾虚劳损的性欲低下。

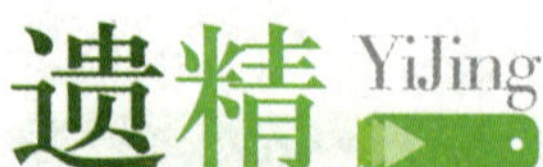

遗精 YiJing

仙灵脾炖狗肉，可以治疗遗精

仙灵脾10克，狗肉500克，姜、葱、茴香、盐、鸡精、猪油、料酒、桂皮各适量。将仙灵脾用纱布包好与狗肉一起放入锅中，加上适量的水用大火煮；水沸腾后加入料酒、茴香、桂皮、葱、姜，待肉熟后，再放入鸡精、猪油和盐，水再次沸腾即可食。仙灵脾可补肾益气、强筋骨、助阳益精。有壮阳和增进性功能的效果，可有效改善遗精症状。

韭菜炒胡桃，可治遗精

韭菜400克、胡桃肉（去皮）100克。上述材料用芝麻油炒熟食用。连用1个月。胡桃为补益中药，有补肾固精、润肠通便等作用。本方可用于肾虚腰酸足软、阳痿遗精等症。

嚼食熟白果，可治遗精过多

将白果10颗带壳放入锅中，用小火炒熟，取仁嚼服，每日2次，连食15天。白果又叫银杏，性平，味甘、微苦、涩，有小毒，有敛肺定喘、止带缩尿及化痰的功能，可治遗精过多，外用则能“消毒杀虫”。

服用莲子，止遗涩精

带心鲜莲子适量。将新鲜带莲心的莲子10颗放入饭中蒸熟后嚼服；或将带莲心的莲子20克，加水适量煎煮后食莲子饮汤。每日2次，连服15天。莲子有平抑性欲的作用，对于青年人梦多、遗精频繁或滑精者，食用莲子有良好的止遗涩精作用。

急性前列腺炎 JiXingQianLieXianYan

绿豆车前子汤，治疗各种前列腺炎

绿豆60克，车前子30克。将绿豆淘洗干净，车前子用细纱布包好，同置锅中加水烧沸后，改用小火煮至豆烂，去车前子食用。车前子具有利水、清热、明目、祛痰的作用。本方适用于各种前列腺炎。

番茄苹果汁，治疗前列腺炎

番茄200克，苹果100克，芹菜30克，柠檬汁30毫升。将番茄洗净，用沸水烫一下后剥皮，用榨汁机或消毒纱布把汁挤出；苹果、芹菜洗净，苹果削皮，放入榨汁机中搅打成汁；苹果、芹菜汁对入番茄汁中；果汁中加入白糖、柠檬汁调匀，冲入温开水，即可直接饮用。丰富的番茄红素能清除自由基，预防前列腺癌；烟酸可维持胃液的正常分泌，促进红细胞的形成，利于保持血管壁的弹性和保护皮肤。番茄多汁，可以利尿，肾炎病人也宜食用。

蒲公英金银花粥，缓解前列腺炎各种症状

将蒲公英60克，金银花30克，加水300毫升后用小火共煎45分钟，滤渣取汁后加入大米100克煮成稀粥。分早晚服用，服用时如果感到苦涩的话，可略加些白糖。《本草纲目》记载，蒲公英性平味甘微苦，有清热解毒、消肿散结及催乳作用，有明显的利尿作用；金银花，又名忍冬、银花、双花等，自古被誉为清热解毒的良药。二者配合食用，有利尿解毒的功效。本方能够有效缓解前列腺炎。

前列腺肥大 QianLieXianFeiDa

花粉、蜂蜜，治疗前列腺肥大

花粉（最好是破壁花粉）10克，用蜂蜜水送服，每天早晚各1次，3个月后能见效。若症状稍重，可用花粉与中药三七粉，按3：1的比例混合，总量10克，用蜂蜜水送服。蜂蜜对肝脏有保护作用，可抗菌消炎、促进组织再生。本方可治疗前列腺肥大。

葫芦壳冬瓜汤，治疗前列腺肥大

葫芦壳50克，冬瓜皮40克，西瓜皮30克，红枣10克。将以上4味放入锅中加水400毫升，煮至约150毫升时，去渣取汁饮服。本方利尿除湿，适于前列腺肥大患者，可减少腹胀，解湿毒。每日1剂。

石韦、车前子，治疗前列腺肥大

石韦30克，车前子25克，田螺250克。将石韦、车前子用干净的布包好，加田螺煲汤。去药袋，饮汤食肉。石韦有利水通淋、清肺泻热的功效，常用于治疗淋痛、尿血、肾炎、慢性气管炎。

绿豆汤，治疗前列腺肥大

绿豆100克。绿豆洗净，置锅中，加清水500毫升，大火煮沸10分钟，每次100毫升，再加沸水，代茶冲饮。绿豆可清热利湿，利小便。适用于前列腺增生，属积热型，小便点滴不畅、灼热黄少，口苦、不欲饮者。本方可以作为前列腺增生患者长期的食疗方。

男性不育 NanXingBuYu

苁蓉羊肉粥，治疗肾虚引起的男性不育

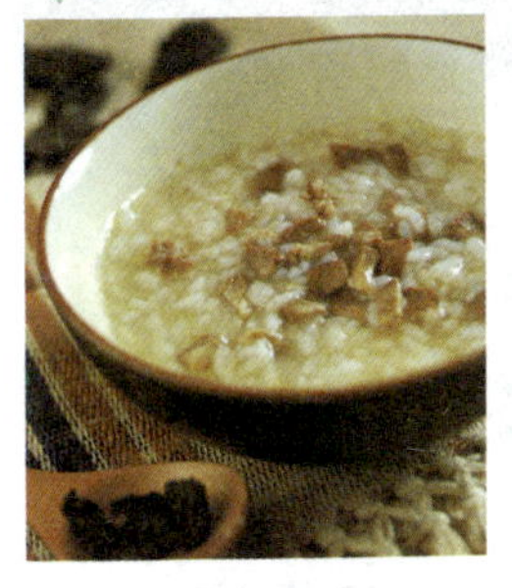

肉苁蓉15克，精羊肉100克，大米80克，盐、葱白、生姜各适量。分别将肉苁蓉、精羊肉洗净后切细；先入砂锅煎肉苁蓉取汁去渣，入羊肉和大米同煮，待煮沸后，加入盐和佐料，煮成粥即可。适于冬季服食，以5～7天为1个疗程。肉苁蓉可补肾助阳、健脾养胃。本方适用于治疗肾阳虚衰所致的阳病、早泄以及不孕等症。夏季以及性功能亢进者，不宜食用。

嚼食枸杞子，治疗男性不育

每晚取枸杞子15克，嚼碎咽下，连服1个月为1疗程。一般服至精液常规检查转为正常后，再继续服药1疗程。绝大多数患者服药1～2个疗程，精液便可转为正常。枸杞子可滋补肝肾、益精明目，为药食两用佳品。本方适用于虚劳精亏、腰膝酸痛、眩晕耳鸣、目昏不明。

山药薏米萝卜粥，治疗男性不育

山药、薏米各20克，大萝卜1000克，大米50克。萝卜煮熟绞汁，与山药、薏米、大米同煮至粥熟。每天2次分食。薏米可燥湿祛痰、健脾和胃。本方对不育、阳痿、早泄、少精、无射精、胸闷、气短懒言有疗效。

▲山药

女性疾病食疗方，让女人安心

乳腺炎 RuXianYan

黄花菜炖猪蹄，可治乳腺炎

干黄花菜50克，猪蹄200克，清汤、料酒、精盐、味精、姜片、葱段各适量。将泡好的干黄花菜去根，洗净，切段；将猪蹄去毛洗净，放入沸水锅中煮5分钟，捞出；起火上锅，放入猪蹄、清汤、料酒、盐、姜片、葱段，用大火烧沸后，改用小火煨炖，大约1小时后，放入黄花菜段，烧至肉烂时，放入味精，即可出锅。猪蹄适用于乳腺炎初期未成脓，乳汁不下，体质虚弱者的食疗。

蒲公英地丁汤，治疗乳腺炎

蒲公英50克，地丁20克，蜂房10克。上述药材水煎，去渣取药液，再煎1次，合并药液，分2次服，每日1剂。蒲公英可清热解毒、消肿散结，适用于乳腺炎热毒炽盛者。

蒲公英熬粥，主治乳腺炎

蒲公英60克，金银花30克，粳米50～100克。先煎蒲公英、金银花，去渣取汁，再入粳米煮作粥。本方具有清热解毒的功效，适用于乳腺炎、扁桃体炎、胆囊炎、眼结膜炎等症。

月经不调 YueJingBuTiao

玫瑰花膏，治疗月经不调

玫瑰花300朵。玫瑰花去花蕊，水煎取浓汁，滤去渣，再煎，加红糖500克收膏，瓷瓶密闭，切勿露气。早晚沸水冲服。玫瑰花性甘、味微苦，可行气解郁、和血、止痛。适用于肝胃气痛、月经不调、跌扑伤痛。

山楂红花酒，可治月经量少

山楂30克，红花15克，白酒250毫升。将山楂、红花洗净后，放入酒中浸泡1周。每次30～45毫升，每日2次，视酒量大小，不醉为度。红花可活血化瘀。本方主治经来量少、紫黑有块、腹痛、血块排出后痛减。注意忌食生冷勿受寒凉。

益母草蜜饮，治疗月经不调

新鲜益母草120克（干品减半），红糖15克，蜂蜜20克。先将益母草拣杂，择洗干净，晾干，切成碎小段，放入砂锅，加水浓煎2次，每次30分钟，过滤；合并2次滤汁，回入砂锅，用小火浓缩至300毫升，调入红糖，溶化后稍凉凉，再对入蜂蜜，拌匀即可。早晚各服1次。益母草能去瘀生新，活血调经，是相当不错的养颜美容、抗衰防老的中草药。本食疗方对气滞血瘀所引起的月经延后、月经过少、月经先后不定期等症尤为适宜。

▲益母草

痛经 TongJing

当归生姜羊肉汤治痛经

当归24克，生姜30克，羊肉200克。将羊肉洗净切块，同当归、生姜一起炖熟，吃肉饮汤，行经期每日1剂。当归可补血活血、调经止痛、润肠通便。本方适用于眩晕心悸、月经不调、经闭痛经、虚劳有寒痛经，或产后腹中绵绵作痛，或寒疝腹痛等症。

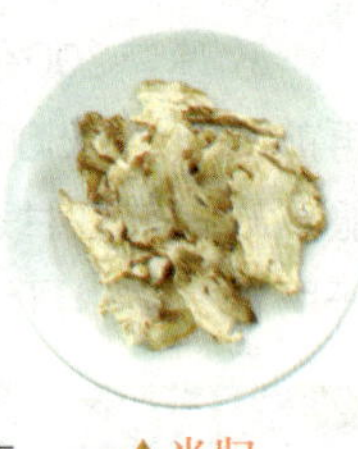

▲当归

山楂红糖治痛经

山楂25克，葵花子15克，红糖30克。先将山楂、葵花子一同放在锅内炒，以葵花子炒香炒熟为度；再加水，熬成浓汁后，将红糖放入熬化即可。每次于经前1～2天，连服2～3剂。适用于血瘀为主的痛经。

延胡索煎剂治痛经

延胡索10克，当归24克，红花9克，香附6克。所有材料水煎2次，合并药液，早晚分2次服用，每日1剂。延胡索味辛、性微温，可活血、利气、止痛。用于胸胁、脘腹疼痛，经闭痛经。本方治疗气滞血瘀之痛经、月经不调。

红花白酒煎剂治痛经

红花18～30克，白酒300毫升。用白酒煎红花，煎至约150毫升，分2次服用。若疼痛不减，再来1剂。红花具有养血的功效，常用于治疗妇女腹中刺痛有瘀血者，月经色黑，有血块，瘀血下则疼痛减轻。

月经过少 YueJingGuoShao

枸杞炖羊肉，治月经过少

羊腿肉400克，枸杞子30克。羊肉整块用沸水煮透，放冷水中洗净血沫，切块；锅中油热时，下羊肉块、姜片煸炒，烹入料酒炝锅，翻炒后倒入枸杞子、清汤（2000毫升）、盐、葱，烧沸，去浮沫，小火煮约1～1.5小时，待羊肉熟烂，去葱、姜，入味精调味。枸杞子可补肾养血。本方适用于肾阳亏虚而致月经少或点滴不净，色淡红或暗红，质稀，腰膝酸软。

归地烧羊肉，治青春期月经过少

羊肉500克，当归、生地各15克，干姜10克。羊肉洗净，切块，放砂锅中，并入洗净之药及酱油、盐、糖、黄酒、清水各适量，红烧至肉烂，可常服。本方具有温中补虚，益气摄血的功效。适用于气虚所致月经量多、色淡质虚，面色无华，神疲气短，懒言，舌质淡，脉弱无力。

当归黄芪阿胶汤，治月经过少

当归、黄芪、何首乌各15克，阿胶12克。所有药材用水煎服。当归味甘、辛、微苦，性温，香郁行散，可升可降，具有补血、活血、调经止痛、润肠通便的功效。本方适用于血虚、头晕眼花、形瘦、面色淡黄、经色淡之月经过少者。

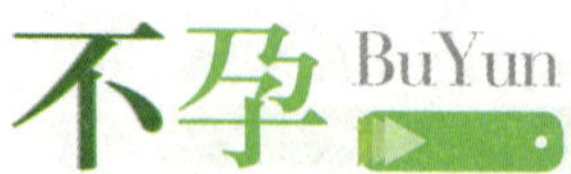

不孕 BuYun

益母草红糖膏，可治疗女性不孕

新鲜益母草1000克，红糖适量。益母草洗净，切段，水煎50分钟，去渣，加红糖，继续用温火煎熬，成膏状。每日服5次，每次1汤匙。益母草别名茺蔚，是一种草本植物，性微寒，味苦辛，可去瘀生新、活血调经、利尿消肿，是历代医家用来治疗妇科疾病之要药。

注意：寒证（手脚凉、怕冷等）煎药时加红糖，如为热证（易口渴、便干等）加白糖。

枸杞肉丁，治疗阴虚引起的不孕

猪肉250克，枸杞子15克，番茄酱50克。猪肉洗净后切成小丁，用刀背拍松，加酒、盐、水淀粉拌和，腌渍15分钟后，滚上干淀粉，用六七成热的油略炸后捞出，待油热后复炸并捞出，油沸再炸至酥盛起；枸杞子磨成浆调入番茄酱、糖、白醋，成酸甜卤汁后倒入余油中炒透后投入肉丁拌匀即可。枸杞子味甘、性平，有提高机体免疫力的作用，具有补气强精、滋补肝肾、暖身体的功效。本方适用于阴虚之不孕患者。

花椒茴香方，解决不孕难题

凌霄花根30克，茶树根、小茴香各15克，黄酒、米酒、盐各适量。月经来时，将后2味药用黄酒适量隔水炖2～3小时，去渣加红糖服用；月经净后的第二天，用前1味药炖老母鸡，加少许米酒和盐食用，每月一次，连服3个月。本方主治痛经、不孕。

阴道炎 YinDaoYan

百部乌梅汤，治疗阴道炎

百部15克，乌梅30克，白糖适量。将百部和乌梅加适量清水煎煮，煎好后去渣取汁，加入适量白糖煮沸。趁热服，分2～3次服完，每日1剂，连用3～5日。乌梅可清热利湿、杀虫，主治湿热型滴虫性阴道炎，症见带下黄稠、有异味，阴痒明显。

淮山鱼鳔瘦肉汤，治疗带下不止

山药30克，猪瘦肉250克。将山药与猪瘦肉分别洗净，切块；鱼鳔15克用水浸发，洗净，切丝；把全部用料放入锅，加清水适量，大火煮沸后，改小火煲2小时，喝汤吃肉、山药。山药可滋阴补肾、涩精止带，主治老年人阴道炎，症属肝肾阴虚，症见腰酸脚软、头晕耳鸣、带下不止。

马齿苋白果鸡蛋汤，治疗白带黄稠

鸡蛋（取蛋清）3个，鲜马齿苋60克，白果仁7个。把鲜马齿苋、白果仁混合捣烂，用鸡蛋清调匀，用刚煮沸的水冲好，空腹服，每日1剂，连服4～5日。马齿苋可清热解湿、止带，主治细菌性阴道炎，症见湿热下注、白带黄稠、小便黄。

马齿苋饮，治疗阴道炎症引起的白带增多

鲜马齿苋50克，蜂蜜适量。将鲜马齿苋洗净，冷开水再浸洗一次，切小段，搅拌机搅烂，榨取鲜汁，加入蜂蜜调匀，隔水炖熟即可，分2次饮用。马齿苋因能抗炎，故对生殖道炎症所引起的白带增多有治疗作用。

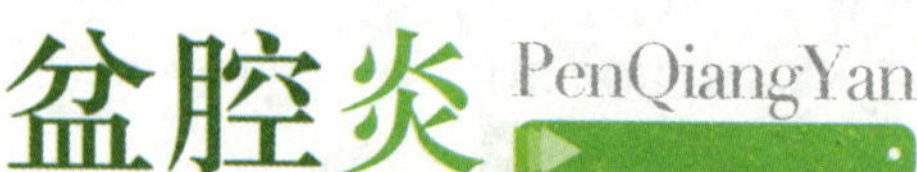

盆腔炎 PenQiangYan

莲子排骨汤，治疗盆腔炎

莲子40克，芡实30克，枸杞子20克，山药25克，猪排骨200克。将猪排斩成块，用沸水焯一下洗去浮沫，与莲子（去芯）、芡实（去杂质）、山药、枸杞子一起放入砂锅中，加水、料酒、盐、胡椒、姜、葱等，用中火炖1小时，再加少量味精调味，即可食用。枸杞子可补益肝肾精血；莲子、芡实清心和胃、固涩下焦，以止带下；山药可健脾；猪排骨能够坚筋骨而益肾。

桃仁、红花，治疗盆腔炎

桃仁、红花各10克，地黄20克，大米100克，白糖适量。将桃仁、红花、地黄用干净纱布包好，与大米同入锅，加清水共煮，粥煮熟后去药包，调白糖煮沸即可。红花可活血化瘀。本方主治急性血寂型盆腔炎，症见小腹疼痛明显、腰段部疼痛、有下坠感、肛门排便感、痛经。

蒲公英汤，治疗慢性盆腔炎

蒲公英25克，紫花地丁30克，鸭跖草20克。所有药材水煎2次，合并药液，分2次服用，每日1剂。本方清热解毒，可治疗慢性盆腔炎。

金荞麦煎剂，治疗慢性盆腔炎

金荞麦45克，土茯苓30克，败酱草25克。所有药材水煎内服，每日2次，每天1剂。金荞麦可清热解毒，用于肺脓肿、风湿关节痛。本方可治疗慢性盆腔炎、阴道炎等。

宫颈炎 GongJingYan

鸡冠花瘦肉汤，治疗宫颈炎

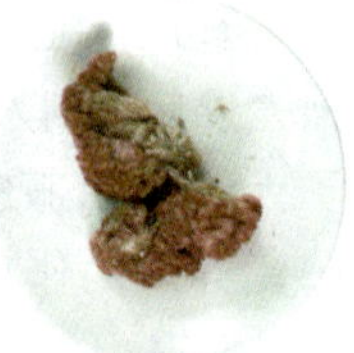

▲鸡冠花

鸡冠花20克，瘦猪肉100克，红枣10颗。将鸡冠花、红枣（去核）、猪瘦肉洗净；把全部用料一起放入砂锅，加入适量清水，大火煮沸，改小火煮30分钟，调味即可。鸡冠花有白色、红色两种，白色者以渗湿清热为主，治白带；红色者除清热利湿，尚能入血分以治赤白带，使用时可按症候不同选用。本方具有清热利湿止带的功效。

马齿苋瘦肉汤，治疗宫颈炎的妙方

猪瘦肉250克，马齿苋、芡实各30克。将马齿苋、芡实、猪瘦肉洗净，一起放入锅中，加清水适量，大火煮沸后，改小火煲2小时，调味供用，佐餐食用。本方具有清热解毒、祛湿止带的功效，适用于湿热型急性子宫颈炎。

天花粉栀子芦根汤，治疗宫颈炎

天花粉、栀子各15克，芦根、绿豆各30克。所有药材水煎内服，每日2次，每天1剂。天花粉可清热解毒、利湿。本方可治疗宫颈炎湿热证，症见小便短赤、涩痛等。

野芝麻汤，治疗宫颈炎

野芝麻15克。洗净，放入锅中，加水适量，水煎内服，每日2次，每日1剂。野芝麻可治肺热咯血、血淋、白带、月经不调、跌打损伤、肿毒。

子宫肌瘤 ZiGongJiLiu

地黄干漆丸，治疗子宫肌瘤

鲜地黄900克，干漆30克（研末）。将地黄捣烂取汁，煎煮沸后，倒入干漆粉搅拌，成稠糊时放冷为丸，如梧桐子大，饭后服3丸，每日3次。地黄具有清热、生津、滋阴、养血的作用。本方治阴虚发热、吐血、月经不调、子宫肌瘤等。

金荞麦仙鹤草煎剂，治疗子宫肌瘤

金荞麦40克，仙鹤草30克，乌梅35克，旱莲草12克。所有药材水煎2次，早晚分服，每日1剂。金荞麦可清肺排痰，排脓消肿、祛风化湿。本方可治疗子宫肌瘤、行经量多。

桂枝桃仁丹皮煎剂，治疗子宫肌瘤

桂枝、桃仁、丹皮各9克，莪术12克。所有药材水煎2次，混合后早晚分服，每天1剂。可选用桂枝茯苓丸，每次1丸，每日2次。本方活血化瘀，适用于子宫肌瘤经行量少不畅或量多，小腹疼痛者。可治疗子宫肌瘤、妇人腹中有癥块，或产后恶露不尽。

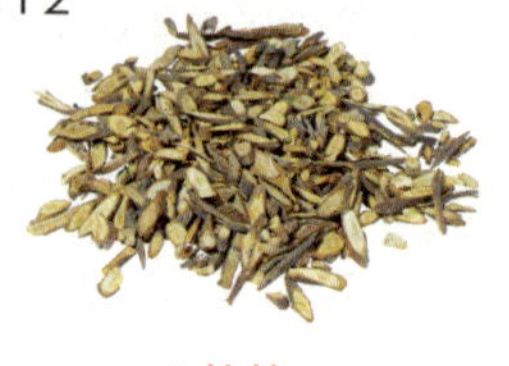

▲桂枝

银耳藕粉汤，治疗子宫肌瘤

银耳25克，藕粉10克，冰糖适量。将银耳泡发后加适量冰糖炖烂，入藕粉冲服。本方具有清热润燥、止血的功效。适用于月经量多、血色鲜红者。

更年期综合征 GengNianQiZongHeZheng

益智仁粥，治疗更年期综合征

益智仁5克，糯米50克，细盐少许。益智仁研末；糯米煮粥，然后调入益智仁末，加盐少许，稍煮片刻。每日早晚餐温热服。益智仁可补肾助阳、固精缩尿。本方适用于妇女更年期综合征以及老人脾肾阳虚、腹中冷痛、尿频、遗尿等。阴虚血热者忌服。

▲益智仁

莲芡粥，清除心烦

莲子（去心）、芡实（去壳）各60克，鲜荷叶1块。上述材料洗净，鲜荷叶撕成小片，与适量糯米煮粥，亦可加适量砂糖食用。莲子味甘、性平，具有补脾止泻、益肾固精、养心安神等功效。芡实在中国自古就是永葆青春活力、防止未老先衰的良物。本方可治更年期综合征、心烦、失眠。

糯米灵芝粥，静心安神

糯米、灵芝各50克，小麦60克，白砂糖30克。将糯米、小麦、灵芝洗净，再将灵芝切成块，放入砂锅内，加水1碗半，用小火煮至糯米、小麦熟透，加白砂糖即可。每日1次，一般服5~7次有效。灵芝可养心、益肾、补虚。治疗妇女心神不安、更年期综合征。

▲灵芝

宝宝疾病食疗方，父母是孩子最好的医生

小儿感冒 XiaoErGanMao

红糖蛋花汤，治疗小儿感冒

红糖半匙，鸡蛋1个。先把鸡蛋在碗中搅匀，然后在小锅里放大半碗水，再放入小半勺红糖，将煮沸的红糖水倒入盛有鸡蛋的碗中。本方既能祛寒暖胃，又能营养胃黏膜、肠黏膜，同时也利于消化吸收。宝宝在吐完或拉完后喝一碗温热的蛋花汤，一般就可见效。适用1岁左右的宝宝。

红糖煮白萝卜，治疗风寒感冒

白萝卜250克，红糖适量。将萝卜洗净切片，加3茶杯水，煎成2茶杯，去渣，加入红糖搅拌均匀，趁热喝1茶杯，半小时后再温服1茶杯。本方具有疏风散寒的功效，主治小儿风寒感冒。

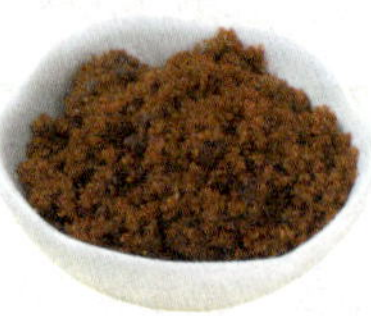

▲红糖

西瓜汁，清热治感冒

新鲜的西瓜适量。将西瓜去子取瓤，榨汁，代茶频饮。如发烧不伴有其他症状，可以饮少量冰西瓜汁之类的冷饮，帮助降温、利尿。《本经逢源》记载：西瓜能引心包之热，

从小肠、膀胱下泻。能解太阳、阳明中暍及热病大渴，故有天生“白虎汤”之称，白虎汤为汉《伤寒论》方，功能清热生津、解渴除烦。

西瓜番茄汁，可治小儿夏季感冒

番茄数个，去子西瓜瓤适量。将番茄用开水泡一下，去皮。将2种食材分别用干净纱布包起来，搅挤汁液（或放入榨汁机中榨取汁液），将等量的两种汁液混合，当水喝。本品具有清热利湿的功效，常用于治疗小儿夏季风热感冒。

葱白大米粥，治疗小儿感冒

葱白20根，大米50克，香醋5毫升。葱白洗净，切成小段；大米淘洗后放入锅内，加水煮沸后放入葱段煮成粥；加入香醋稍搅拌可服。本方具有补中养胃、益精强志、聪耳明目、和五脏、通四脉、止烦、止渴、止泻等作用，可治疗小儿感冒。

白菜绿豆饮，治疗小儿感冒

白菜根茎头1个，绿豆芽30克。将白菜根茎洗净切片，与绿豆芽加水同煮，去渣饮服。本品具有清热解毒、利湿消暑的功效，主治小儿夏季中暑、感冒。

▲绿豆芽

煮粥加点金银花，清除肺热治咳嗽

葛根5克，金银花7克，生姜6克，大米50克。前三味加水煮20分钟，去渣取汁。加入大米，煮粥，服时加少许白糖。葛根有清热祛风作用，适用于发热、头痛、呕吐、咽喉红肿等风热感冒。

小儿腮腺炎 XiaoErSaiXianYan

蒜泥马齿苋，治疗小儿腮腺炎

鲜马齿苋60克，大蒜泥10克。将鲜马齿苋加水煮熟，捞出切段，放入蒜泥和酱油调味，拌匀即可。作凉菜随意食用，连用1周。马齿苋性寒，味甘、酸，可清热解毒、凉血止血。大蒜，性温，味辛平，有健胃、止咳、杀菌、驱虫的功效。

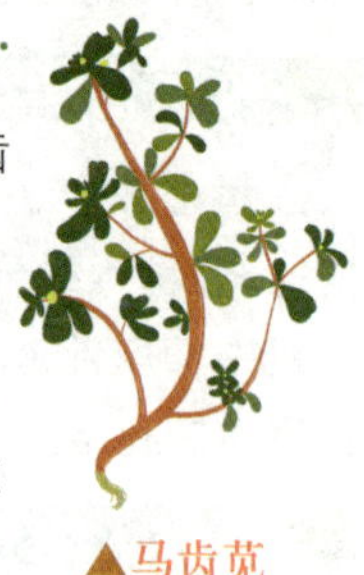
▲马齿苋

生绿豆、白菜心汤，治疗小儿腮腺炎

生绿豆100克，白菜心3个。先将绿豆置小锅内大火煮开花，用小火炖烂，加入白菜心，再煮20分钟，取汤顿服，每日1～2次。绿豆能清热解毒，还有消肿、散翳明目等作用。绿豆不宜煮得过烂，以免降低清热解毒功效。

绿豆黄豆同煮，治疗流行性腮腺炎

绿豆120克，黄豆60克，白糖30克。将绿豆、黄豆淘洗干净加水，煎至豆烂熟，加白糖搅拌均匀食用。可分2～3次食用，连续服用数天。本品具有清热解毒、软坚消肿的功效。主治流行性腮腺炎。

金银花红小豆汤，治疗小儿腮腺炎

金银花10克，红小豆30克。金银花装入纱布袋，扎口；红小豆淘净，加水先煮至熟烂，入金银花袋，再煮3～15分钟，去药袋，食豆饮汤。本方可清热解毒。

小儿咳喘 XiaoErKeChuan

香糯雪梨止咳

水晶梨1个，川贝母、陈皮各2克，冰糖适量，糯米15克。把梨从蒂下1/3处切下、当盖，挖去梨心；川贝母研成粉，陈皮切成丝，冰糖打成屑，糯米蒸熟；将川贝粉、陈皮丝、冰糖屑、糯米饭装入水晶梨中，盖上梨盖；上蒸锅用大火（先大火后慢火）蒸45分钟即可。水晶梨可生津止咳、润肺化痰。本方口感香甜绵软，味道特别好，适合小儿食用。

蜜汁腌萝卜，治疗小儿咳喘

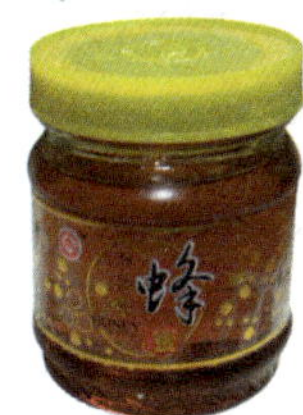

白萝卜1个，蜂蜜半瓶。白萝卜洗净，去皮，然后切成丁，大小如黄豆般就可以了；将切好的萝卜粒倒入蜂蜜中，萝卜倒入的量是根据蜂蜜的高度决定的，就是说蜂蜜多少高度，萝卜也倒入相应的高度的量。腌制大约2小时，把这种萝卜蜂蜜汁倒出一大汤匙，以温水稀释饮用。此方和蜂蜜柚子茶有同样效果，止咳、润肺效果非常好。

红萝卜红枣汤，治疗小儿咳喘

红萝卜200克，红枣10颗，冰糖适量。将红萝卜洗净，切片。红萝卜片与红枣同放入砂锅中，加清水适量，用小火熬煮至水剩1/3时，加入冰糖再略焖即可。每日早、晚分饮。本方可健脾益气、润肺止咳。

▲红萝卜

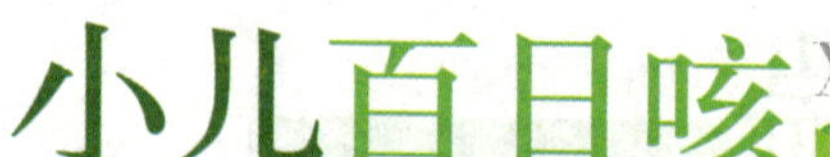

小儿百日咳 XiaoErBaiRiKe

麻黄蒸梨，治疗小儿咳喘

麻黄3～5克，大梨1个。先把麻黄捣为粗末；将生梨洗净后，剖开，挖去梨核；把麻黄放入梨心内，再将梨子合严，插上小竹签，然后放入碗内，隔水蒸熟后即可。每日2次，每次1个，去麻黄吃梨服汁，连用3～5天。梨具有清心润肺、利便、止咳润燥等功效。本方适用于小儿百日咳的初期和痉咳期，也可用于小儿支气管炎咳嗽。

百合酿梨，治好小儿百日咳

百合9克，梨1个，白糖15克。将百合洗净，梨洗净切片，与白糖同放入碗内，上屉蒸至百合烂熟即可。每次1份，见效为止。本品具有润肺止咳的功效，也可用于小儿支气管炎咳嗽。

柚子皮蜂蜜，治疗小儿咳喘

柚子皮50克，蜂蜜15毫升。将柚子剥去外层黄皮，切碎，置锅内加清水适量用小火煮烂，去渣取汁，冲入蜂蜜调化。1次喝完。每日1～2次，连服7～10天，1岁以下小儿分量酌减。

川贝冰糖米汤饮，治疗小儿咳喘

米汤500毫升，川贝母15克，冰糖50克。将米汤、川贝母、冰糖隔水炖15分钟即可。每日早晚各1次，5岁以下儿童减量。川贝母具有润肺、祛痰、止咳的功效。本方适用于小儿百日咳。

小儿遗尿 XiaoErYiNiao

荔枝扁豆汤，治疗小儿遗尿

荔枝肉30克，炒扁豆15克。先将干荔枝肉及扁豆洗净，一起入锅，加入适量水，煮至荔枝肉和扁豆熟烂即可。可以当点心食用。荔枝肉具有补脾益肝、理气补血、温中止痛、补心安神的功效。本方适用于脾气虚弱小儿遗尿。

猪肚炖山药白果，治疗小儿遗尿

猪肚1个，白果15克，山药50克。先将猪肚切开，洗净，把白果放入猪肚中加黄酒少许，放锅中加山药及水，炖熟加盐少许即可食用。猪肚具有补肾虚损、健脾胃缩尿的保健功效。本方适用于脾虚遗尿小儿。

芡实胡桃山药粥，治疗小儿遗尿

大米50克，山药30克，芡实、胡桃肉各20克。将大米洗净，山药切成块，再加入芡实及胡桃肉、水，煮粥食用。芡实味甘，性涩、平，具有固肾涩精、补脾止泻的功效。本方有健脾补肾作用，适用于脾肾两虚小儿遗尿。

李子与蜂蜜同煮，治疗小儿遗尿

鲜李子150克，绿茶2克，蜂蜜25克。将鲜李子剖开后置锅内，加水400毫升，煮沸3分钟，再加茶叶与蜂蜜，沸后起锅取汁。每日1剂，分早、中、晚3次饮用。本方具有清热利湿，柔肝散结的功效。

▲李子

小儿腹泻 XiaoErFuXie

熟苹果泥治疗小儿腹泻

苹果适量。将苹果隔水蒸或者去皮、去心后加少量水煮烂，便成为苹果泥。苹果中的果胶能吸附细菌和毒素，所含的鞣酸具有收敛止泻的作用。

姜茶饮治疗小儿腹泻

干姜3克，绿茶6克。上述材料研成细末后加少量白砂糖，用沸水冲服。干姜所含姜辣素会促进消化液分泌，有健胃作用；绿茶有抑菌和收敛的作用。

焦米汤促进肠胃吸收，消除腹泻

米粉适量。将米粉放在锅内用小火炒至焦黄，加少量糖和水煮沸后服用。米粉炒热后可使部分淀粉转变成糊精，利于消化吸收，炒焦后的淀粉还有吸附肠内细菌、毒素及气体的作用。

鲜车前草粥，治疗宝宝急性腹泻

鲜车前草30克或药房售干车前草15克，大米50克。车前草洗净，切碎，煮20分钟后去渣取汁，加入大米，煮粥食用。本方适用于宝宝急性腹泻伴小便不利。

糯米固肠粥，治疗宝宝腹泻

糯米（炒）30克，山药15克。将糯米、山药共煮粥，熟后加胡椒末少许、白糖适量，温服。本方具有健脾暖胃、温中止泻之功，适用于脾胃虚寒泄泻。

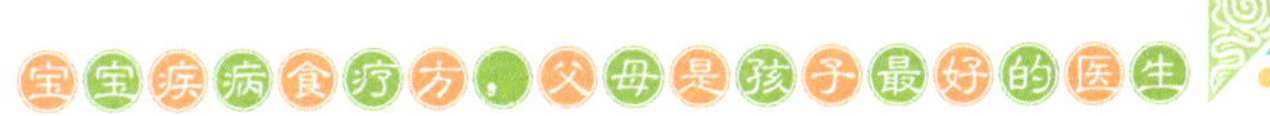

小儿便秘 XiaoErBianMi

莲子蜂蜜水治疗小儿便秘

白莲子适量。白莲子加清水适量煮汤，直到熟透后，调入蜂蜜，清香甘甜。莲子是制约人体火气的绝佳之品，且性质平和，养益脾胃。本方治疗小儿热性便秘有特效。

黄芪苏麻粥，利尿通便补体力

黄芪10克，苏子50克，火麻仁40克，大米250克。将黄芪、苏子、火麻仁洗净，烘干，打成细末，倒入200毫升温水，用力搅匀，待粗粒下沉时，取药汁备用。洗净大米，以药汁煮粥。黄芪有补气固表、利尿、退肿、通便之功效，用于治疗气虚乏力、久泻脱肛、便血崩漏等。本方适用于气虚便秘。

黄芪蜂蜜饮，滋阴润燥排肠毒

黄芪5克，黑芝麻60克，蜂蜜60毫升。黑芝麻炒香研末备用；黄芪水煎取汁，调芝麻、蜂蜜饮用。每日1剂，连续服用3～5天。

香蕉大米粥，清热润肠治小儿便秘

香蕉2根，大米50克，白糖适量。将香蕉去皮，捣泥备用；取大米淘净，放入锅中，加清水适量煮粥，待熟时调入香蕉泥、白糖，再煮沸即可。每日1剂，连续3～5天。香蕉可清热润肠、润肺止咳。本方适用于大便燥结，肺虚、肺燥咳嗽等。

小儿肺炎 XiaoErFeiYan

小儿八宝粥，健脾开胃通肺气

芡实、薏米、白扁豆、莲子肉、山药、红枣、桂圆肉、百合各6克，大米100克，白糖适量。先将以上前8味去杂质洗净，入锅煎煮40分钟；再加入大米、白糖，先用大火烧沸，再用火熬煮成稀粥，分数次食用。本方健脾开胃、益气通肺。

莲子百合煲鹌鹑蛋，治疗小儿便秘

莲子、百合各20克，鹌鹑蛋5个，冰糖适量。所有材料洗净同放入锅内，加适量清水煲至鹌鹑蛋熟；将蛋取出去壳，继续煲莲子、百合，等莲子煮烂，再将鹌鹑蛋、冰糖放入锅中，煮片刻，便可食用。莲子味甘、性平，具有补脾止泻、益肾固精、养心安神等功效。本方可健脾补肺。

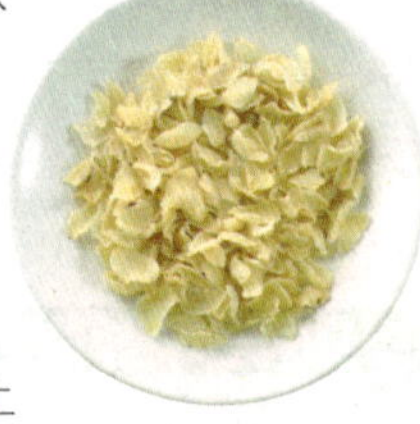

▲百合

罗汉果煲猪肺汤，治疗小儿便秘

干品罗汉果1/3个，南杏仁10克，鲜猪肺250克。先将猪肺用清水浸泡洗净，切成小块，并挤出泡沫；南杏仁用水浸洗，去皮；三物一起入砂锅内，加入适量清水煲汤，汤成后加入少许食用油、盐调味，饮汤及食汤料。 罗汉果具有养阴清热、润肺止咳的作用。本方可治疗干咳无痰、口渴口干、低热缠绵等阴虚肺燥症。

小儿疳积、厌食 XiaoErGanJiYanShi

鸭糜麦片粥，消食开胃

鸭瘦肉100克，麦片、干菱粉各30克，鸭汤500毫升。将鸭瘦肉粉碎成糜状，加菱粉、盐、味精、三个蛋清和清水适量拌和成白色鸭蓉。鸭汤烧沸后加入麦片调成糊状，然后徐徐倒入鸭蓉，用勺子轻轻调稠，再滚沸时加入食用油拌匀，使油渗入鸭蓉和麦片内为佳，起锅盛碗中，可常吃。本方具有清热养阴、消积和胃之功效。

蘑萝花菜羹，辅助治疗小儿疳积

▲蘑菇

鲜蘑菇50克，花菜250克，胡萝卜80克。将所有材料洗净切碎，在油锅中略加爆炒后盛入大锅中，加水至750毫升烧沸；待花菜等酥烂时，用菱粉勾芡，稍稠时，将盐、植物油等慢慢调入搅匀出锅。此方有清热养胃之功效、对小儿疳症治疗后期有一定辅助治疗作用，还可促进胃黏膜恢复正常。

山楂消食粥，治疗小儿厌食

山楂25克，苍术15克，大米100克，鸡内金10克（细末），红糖30克。将山楂、苍术入锅内煎取浓汁，去渣，然后加入大米、红糖、鸡内金煮粥，分次食用。山楂能开胃、助消化。本方对消肉食积滞有特效。

图书在版编目(CIP)数据

传世老偏方 舌尖上的健康/张银柱编著.—太原：山西科学技术出版社，2015.5（2025.2重印）

(国医养生堂)

ISBN 978-7-5377-5083-7

Ⅰ.①传… Ⅱ.①张… Ⅲ.①土方-汇编 Ⅳ.①R289.2

中国版本图书馆CIP数据核字（2015）第071115号

国医养生堂 传世老偏方 舌尖上的健康

出 版 人：	阎文凯	**文图编辑：**	冷寒风
编　　著：	张银柱	**装帧设计：**	阮剑锋
责任编辑：	郝志岗	**美术编辑：**	吴金周

出版发行： 山西出版传媒集团·山西科学技术出版社

地址：太原市建设南路 21 号　邮编：030012

编辑部电话： 0351－4922072

发行电话： 0351－4922121

经　　销： 各地新华书店

印　　刷： 文畅阁印刷有限公司

开　　本： 889 毫米 ×1194 毫米　1/32

印　　张： 3

字　　数： 80 千字

版　　次： 2015 年 5 月第 1 版

印　　次： 2025 年 2 月第 2 次印刷

书　　号： ISBN 978-7-5377-5083-7

定　　价： 12.00 元